O alerta do pré-diabetes

Dr. Daniel Benchimol

O alerta do pré-diabetes

Razões para enfrentar a obesidade e controlar a glicose no sangue

Colaboração
Lucia Seixas

1ª edição

BestSeller
Rio de Janeiro | 2025

DESIGN DE CAPA
Caio Maia

REVISÃO TÉCNICA
Rodrigo Aus

CIP-BRASIL. CATALOGAÇÃO NA PUBLICAÇÃO
SINDICATO NACIONAL DOS EDITORES DE LIVROS, RJ

B395a Benchimol, Daniel
O alerta do pré-diabetes : razões para enfrentar a obesidade e controlar a glicose no sangue / Daniel Benchimol, Lucia Seixas. - 1. ed. - Rio de Janeiro : BestSeller, 2025.

ISBN 978-65-5712-506-9

1. Diabetes. I. Seixas, Lucia. II. Título.

25-98405.0 CDD: 616.4
CDU: 616.4

Gabriela Faray Ferreira Lopes - Bibliotecária - CRB-7/6643

Texto revisado segundo o novo Acordo Ortográfico da Língua Portuguesa.

Direitos exclusivos de publicação em língua portuguesa para o mundo adquiridos pela
EDITORA BEST SELLER LTDA.
Rua Argentina, 171, parte, São Cristóvão
Rio de Janeiro, RJ — 20921-380
que se reserva a propriedade literária desta obra.

Impresso no Brasil

ISBN 978-65-5712-506-9

Acredito que somos uma forte rede de laços, formada por nossas famílias, amigos, professores e todos que nos ajudaram. É a essas pessoas que dedico esta obra e, especialmente, aos meus amores: Elisa, minha esposa; minhas filhas Mariana e Claudia; meus netos Ana Clara, Vicente e Dora; meus pais Hilário e Cheva e meus irmãos Matilde, Elisa, Marlene, Lucia, Rute, Angela e Marcos.

SUMÁRIO

APRESENTAÇÃO

Este livro é dedicado às pessoas que vêm convivendo com progressivas elevações do nível de glicose, do peso corporal, da pressão arterial, entre outros sinais de que algo está acontecendo em seu organismo.

De fato, está acontecendo algo. E não se trata apenas de mudanças metabólicas inofensivas, que fazem parte da vida. Esses e outros sinais que o corpo nos envia hoje são considerados pela ciência médica como perigosos, pois podem gerar consequências graves. Por isso, é importante mudar a forma como encaramos essas mudanças no organismo, especialmente o ganho de peso.

Nossa alimentação perdeu qualidade, e o sedentarismo tomou conta do nosso dia a dia. O estresse, tão comum nas grandes cidades, acaba produzindo compulsões por comida, tabaco, bebidas alcoólicas e tantos outros hábitos nocivos à saúde. Até mesmo a longevidade que conquistamos pode se tornar um gatilho para problemas como a obesidade, por exemplo. Quanto mais vivemos, mais precisamos de medicamentos, e uma boa parte deles pode induzir o ganho de peso. A maioria dos remédios psiquiátricos, a cortisona, os anticonvulsivantes têm esse efeito.

Precisamos lembrar que todos nós vamos adoecer à medida que envelhecemos. Isso é natural, faz parte do curso da vida, mas podemos minimizar os riscos. Para tal, combater a obesidade e o aumento do açúcar no sangue é importantíssimo. É difícil controlar os fatores externos, como guerras e epidemias, mas podemos fazer a nossa parte. Adoeceremos menos se estivermos no peso ideal, nos alimentarmos bem e fizermos exercícios físicos. E, caso uma doença nos acometa, teremos mais capacidade de suportá-la.

Os fatores psicossociais interferem muito no comportamento alimentar e acabam causando distúrbios. Muita gente só sai de casa para beber ou rende-se facilmente à praticidade dos alimentos ultraprocessados, mas há outras formas de viver e obter prazer. Trata-se de um esforço, sem dúvida, mas é um esforço que terá grandes recompensas. Nos dias de hoje, quando o lazer se resume a sentar-se no sofá, comer e assistir a séries na TV, e até as bicicletas são elétricas, é preciso se esforçar mais para manter a saúde. Caso contrário, os cirurgiões bariátricos e cardiologistas terão cada vez mais trabalho.

Precisamos, portanto, mudar a nossa atitude e tratar da saúde sob outra perspectiva, usufruindo de tudo o que a pesquisa médica tem para nos orientar. É disso que vamos tratar neste livro. Primeiro, é preciso entender muito bem o quadro da obesidade e o papel da glicose, ou açúcar, no nosso organismo.

PARTE 1

Cuidar-se enquanto é tempo

CAPÍTULO 1

O domínio da obesidade

Quem viveu no século passado deve se lembrar de como era difícil encontrar um Papai Noel para alegrar as crianças na noite de Natal. Num tempo em que a vida exigia mais esforço físico e praticamente não havia alimentos ultraprocessados, uma pessoa cujo físico se assemelhasse ao do bom velhinho era rara. Fotos e filmes da época podem confirmar essa notável mudança no perfil dos brasileiros. Ao contrário de hoje, pessoas obesas ou com sobrepeso eram a minoria, o que mais se via eram pessoas magras.

Por que passamos da magreza à obesidade num espaço de tempo tão curto? E por que esse fato tem preocupado tanto as autoridades médicas? Trata-se de um problema irreversível ou a ciência nos oferecerá a solução definitiva para voltarmos a ser magros e menos vulneráveis à cascata de problemas que a gordura pode nos causar?

Vamos por partes. Em primeiro lugar, é preciso entender o que é a obesidade e suas origens. Segundo a

Organização Mundial de Saúde (OMS), obesidade é o excesso de gordura corporal que pode causar prejuízos à saúde. É, portanto, uma doença, classificada em 2013 pela American Medical Association, uma das organizações médicas mais influentes do mundo.

Já a origem da obesidade é controversa. Algumas teorias a explicam do ponto de vista evolucionista. Uma delas, conhecida como a teoria dos genes poupadores, afirma que o acúmulo de gordura corporal foi uma vantagem dos nossos ancestrais, pois indivíduos com maior capacidade de armazenamento de gordura teriam mais chances de sobreviver à escassez de alimentos, frio intenso e outras condições adversas.

O mesmo vale para o sal. Seres que viveram no deserto, que precisavam esperar muito tempo para beber água, teriam desenvolvido genes poupadores de sal, e tais genes seriam a causa da hipertensão que acomete tantos indivíduos hoje em dia, quando temos água suficiente para viver. No entanto, a teoria tem falhas, pelo menos no caso dos poupadores de calorias. Se o poder de acumular calorias em forma de gordura foi um fator tão importante no nosso processo de seleção natural, por que então todos os seres humanos não são obesos?

É verdade que a produção constante de gordura era equilibrada com o gasto energético, já que nossos antepassados queimavam grandes quantidades de calorias caçando, fugindo de predadores e coletando alimentos, mas ainda assim a obesidade se manteve na nossa espécie. Sabe-se que indivíduos obesos já existiam no Período Paleolítico, há mais de 25 mil anos.

Hoje se reconhece a existência de genes que determinam o acúmulo de gorduras no corpo, por isso a obesidade é uma condição frequente em algumas famílias. Mas há duas situações distintas quando se fala em obesidade: o excesso de peso e o excesso de peso com doença, em função de fatores ambientais negativos, como os maus hábitos alimentares e o sedentarismo. O que mais vemos atualmente é a combinação dessas duas situações. Por isso, podemos dizer que a obesidade é uma doença resultante do conflito entre genes antigos e a vida moderna.*

O quadro geral da obesidade no mundo é alarmante. Um estudo divulgado pela OMS, com base em dados antropométricos de 222 milhões de indivíduos em mais de 190 países, incluindo o Brasil, revelou que aproximadamente um em cada oito habitantes do planeta é obeso, chegando a cerca de 12,5% da população global.**

---

* HALPERN, Alfredo. A epidemia de obesidade. *Arquivos Brasileiros de Endocrinologia & Metabologia*, São Paulo, v. 43, n. 3, p. 175-176, junho 1999. Disponível em: www.scielo.br/j/abem/a/3Cbt6t3wrsSdS-6LB3XqTTsS/#. Acesso em: 7 mar. 2025.

** SOARES, Giselle. Passa de 1 bilhão o total de pessoas com obesidade no mundo. *Revista Pesquisa Fapesp*, São Paulo, ed. 338, abr. 2024. Disponível em: https://revistapesquisa.fapesp.br/passa-de--1-bilhao-o-total-de-pessoas-com-obesidade-no-mundo/. Acesso em: 7 mar. 2025.

Entre 1990 e 2022 — um período de apenas 32 anos —, a população global cresceu 51%, enquanto o número de pessoas obesas cresceu 360%, saltando de 221 milhões para 1,04 bilhão. O estudo revelou ainda que a prevalência da obesidade entre adultos cresceu em praticamente todos os países, dobrando, em média, entre mulheres e triplicando entre os homens. Em crianças e adolescentes, houve um aumento de quatro vezes na faixa etária dos 5 aos 19 anos.

No Brasil, a situação é igualmente preocupante. De acordo com uma pesquisa apresentada no Congresso Internacional sobre Obesidade, em junho de 2024, quase metade da população adulta (48%) terá obesidade até 2044, e mais 27% terão sobrepeso, com base nas tendências atuais. Ou seja, em vinte anos, três quartos dos brasileiros adultos terão obesidade ou sobrepeso.*

> **Atualmente, o Brasil ocupa a 54ª posição no ranking mundial de obesidade infantil, além de ser o 65º país com maior prevalência de obesidade entre homens e o 70º entre mulheres.**

Hoje se considera o tecido gorduroso um órgão que tem conexão com o tubo digestivo, que se conecta tam-

* METADE dos adultos brasileiros com obesidade em 20 anos. Fiocruz Brasília, Brasília, DF, 26 jun. 2024. Disponível em: www.fiocruzbrasilia.fiocruz.br/quase-metade-dos-adultos-brasileiros-viverao-com-obesidade-em-20-anos/. Acesso em: 7 mar. 2025.

bém com o hipotálamo, o pâncreas e outros órgãos. Tudo está interligado, por isso o tratamento da obesidade é tão difícil. Não é como uma miopia, que se resolve com o uso de uma lente. Muitas pessoas não emagrecem porque o metabolismo simplesmente não deixa.

Há também a questão da autorregulação do organismo, que podemos observar, por exemplo, na transpiração. Se está calor, suamos mais; se faz frio, menos. Na obesidade, o corpo está regulado "para cima", acostumou-se a funcionar daquela forma. Então, quando se perde peso, o organismo tenta se reequilibrar voltando àquele gasto de energia. A pessoa fica aprisionada na obesidade.

Hoje, também se considera que a obesidade é uma inflamação do organismo, ou seja, nossas reações metabólicas são afetadas, levando ao surgimento de citotoxinas e outras substâncias inadequadas na circulação sanguínea. Quando engordamos, o equilíbrio biológico e imunológico do nosso organismo sofre alterações. Por isso, a obesidade é capaz de encurtar a vida em quatro anos em média.

Vivemos agora o que se convencionou chamar de "epidemia de obesidade", entretanto, as pessoas desconhecem todo o mal que a doença causa. Ao vermos uma pessoa gorda, ou mesmo ao engordarmos, nossa primeira preocupação é estética: não gostamos daquela aparência. Mas o excesso de peso traz para o organismo um "pelotão" de problemas. Há, por exemplo, uma associação entre o metabolismo da glicose e o tônus vascular, cujo resultado é a hipertensão, de modo que mais da metade das pessoas obesas com diabetes têm pressão alta.

A obesidade ainda provoca o diabetes (80% das pessoas diabéticas são obesas), apneia do sono, restrição da capacidade pulmonar, problemas ortopédicos. O aumento de peso eleva o risco de infartos, acidentes vasculares cerebrais (AVCs), trombose e insuficiência cardíaca. Até mesmo alguns tipos de câncer estão relacionados à obesidade, pois a doença altera a imunidade do corpo. Com isso, o sistema de vigilância que identifica e mata as células malignas é prejudicado.

No caso do diabetes, a obesidade é tão crítica que hoje já é possível curá-la utilizando medicamentos que eliminam a gordura do corpo e diminuem o peso corporal, como veremos adiante. Mas, para entender bem todos os males da obesidade e a complexidade do tratamento, vamos relembrar como a ciência médica vem enfrentando essa doença.

A LINHA DO TEMPO DA PERDA DE PESO

Houve um tempo em que a única forma de emagrecer era restringir a dieta, mas a ciência conseguiu tornar a tarefa mais fácil com medicamentos capazes de acelerar a perda das gorduras indesejáveis. Os primeiros desses medicamentos foram os derivados da anfetamina, droga sintética criada na Alemanha, em 1887, que estimula a atividade do sistema nervoso central.

O efeito emagrecedor das anfetaminas, entretanto, não foi descoberto de imediato, e por muito tempo essas drogas foram usadas em remédios para alargar as passagens nasais e branquiais e para aliviar a fadiga. Durante a Segunda Guerra Mundial, por exemplo, os alemães usaram fartamente a substância para reforçar a resistência dos soldados em combate.

Como os soldados e outros usuários de anfetaminas também apresentavam perda de apetite, não demorou muito para que a substância começasse a ser usada para o emagrecimento. No entanto, logo surgiram os efeitos colaterais da droga, que, entre outras ações, libera adrenalina no organismo. Os pacientes passaram a ter dependência física e psíquica, ansiedade, taquicardia, hipertensão, excitação, insônia, palpitação, tremor, suor, surto psicótico, arritmia cardíaca e infarto.

O rígido controle da comercialização dessas substâncias começou na década de 1970, mas, até hoje, elas continuam a ser usadas, e existe um grande debate sobre o seu uso em todo o mundo. Enquanto alguns especialistas em obesidade condenam tais drogas, outros defendem que, com a orientação médica correta, elas podem, sim, beneficiar pacientes que não conseguem emagrecer naturalmente, desde que não tenham risco cardíaco alto.

O Brasil é um país com alto consumo de anfetaminas, mas não apenas em fórmulas emagrecedoras. Essas drogas também são muito consumidas por motoristas que precisam dirigir por várias horas seguidas (o famoso rebite) e na forma do conhecido ecstasy, usado como droga recreativa.

Em 1999, chegou ao Brasil o Xenical (orlistate), que se tornou a grande vedete do emagrecimento. O medicamento atua no intestino inibindo as lipases, enzimas que auxiliam na digestão da gordura. Com isso, cerca de 30% da gordura ingerida deixa de ser absorvida, sendo eliminada nas fezes. A substância é eficaz, mas tem contraindicações: pode causar diarreia e urgência fecal. Em termos gerais, o grande problema é que o ânus tem receptores para gases e sólidos, mas não para gorduras. Dessa forma, se a pessoa solta gases, nunca vai saber se são gases de fato ou gorduras.

A ERA DAS CANETAS

Foi apenas em 2016 que chegou ao mercado brasileiro uma nova e revolucionária geração de medicamentos para o tratamento da obesidade. Na verdade, esses medicamentos foram lançados para o controle do diabetes, mas o seu efeito emagrecedor logo ampliou o uso para as pessoas obesas. Trata-se dos agonistas de GLP-1* (semaglutida, liraglutida, lixisenatida, tirzepatida e dulaglutida), um hormônio produzido e liberado pelo intestino a partir da alimentação. Essas substâncias lentificam o esvaziamento gástrico, fazendo com que a comida fique mais tempo no estômago antes de passar para o duodeno. No hipotálamo, os agonistas do GLP-1 inibem a fome e aumentam a sensação de saciedade.

Existem vários agonistas de GLP-1 disponíveis no Brasil, como Ozempic, Saxenda, Victoza, Wegovy, Trulicity e Rybelsus. No formato de canetas e equipados com microagulhas (com exceção do Rybelsus, que é um comprimido), esses medicamentos são administrados em doses semanais ou diárias, a depender da recomendação da bula. Se, com dieta e exercícios, perde-se em média 3% do peso, 5% no máximo, com esse novo grupo de remédios é possível alcançar uma redução de até 10% de peso.

Entretanto, como todo medicamento tem sua contraindicação, os agonistas do GLP-1 são ruins para quem tem refluxo, hérnia de hiato ou estômago lento, já que o alimento fica por mais tempo no estômago. E, se uma pessoa que sofre de prisão de ventre ingerir o medicamento, ele pode causar um fecaloma, que é o

---

* O GLP-1 é um hormônio produzido pelo intestino quando comemos e tem vários efeitos regulatórios: aumenta a secreção de insulina, reduz a secreção de glucagon e sinaliza ao cérebro que estamos alimentados, diminuindo a fome.

endurecimento das fezes em pedras no interior do cólon. É uma situação bem incômoda, e é preciso ir ao hospital para retirar as fezes.

Diarreia e prisão de ventre também podem acontecer, mas as náuseas são o efeito colateral mais frequente dos agonistas do GLP-1, o que leva muitos pacientes a deixar de usá-los. Para contornar o problema, o que se faz é introduzir o remédio em doses menores para dessensibilizar o organismo, até alcançar a dose prescrita na bula. Por isso, o medicamento deve ser ingerido sempre sob orientação médica.

A automedicação, aliás, é outro grande problema dos agonistas do GLP-1. Como não são medicamentos controlados, pois não atuam no sistema nervoso, estão sendo usados indiscriminadamente para emagrecer. E isso representa riscos, como acontece com todos os medicamentos administrados sem receita médica. Os agonistas do GLP-1 não são indicados, por exemplo, para um paciente com a pressão baixa, com uma doença aguda ou que esteja desidratado.

Felizmente, em junho de 2025 a venda dos agonistas do GLP-1 passou a ser controlada, para tentar conter o seu uso indiscriminado. Segundo a Agência Nacional de Vigilância Sanitária (Anvisa), tais medicamentos só podem ser adquiridos sob prescrição médica e retenção da receita. Esta deve ainda estar dentro do prazo de noventa dias, a contar da data de emissão.

É importante notar, ainda, que o organismo das pessoas obesas, bem ou mal, encontrou um certo estado de equilíbrio e, ao tentar alcançar um novo patamar de peso corporal, esse equilíbrio é afetado, podendo causar sofrimento ao organismo. Acontece nessa fase a produção de substâncias tóxicas, ácido lático, corpos cetônicos etc. Portanto, em casos de cardiopatia, problemas renais ou infecções, indivíduos obesos não devem usar esses medicamentos.

Pesando prós e contras, é inquestionável que essas substâncias substituem com muita vantagem os antigos moderadores de apetite, que podiam causar até mesmo surtos psicóticos. Mas é importante ressaltar que os agonistas do GLP-1 não são a solução definitiva para a obesidade, pois essas drogas não resolvem por completo as questões. É o caso de um indivíduo com 100 quilos que, usando o medicamento, perderá 10% do seu peso. Ele pode obter uma melhora no metabolismo, mas, considerando dados de IMC, porcentagem de gordura corporal e massa muscular, pode continuar obeso.

Outro grande problema para a adoção dos agonistas do GLP-1 é o preço. Eles são bastante caros e estão fora do alcance da grande maioria da população. Estima-se que uma pessoa gaste entre um e dois salários mínimos por mês para manter o tratamento.

Também muito caro, o Contrave (via oral) chegou ao Brasil em 2023. É um remédio indicado para pessoas que querem emagrecer, mas sofrem de compulsão alimentar — o chamado perfil "beliscador". Para combater esse problema, o Contrave contém um antidepressivo na fórmula.

No entanto, trata-se de um remédio que age no sistema nervoso central e pode causar efeitos colaterais, como dormências, perda de concentração e diminuição da cognição.

Por fim, a última novidade, já aprovada pela Agência Nacional de Vigilância Sanitária (Anvisa) e já disponível no Brasil: o Mounjaro (tirzepatida), que promete resultados ainda melhores para a perda de peso. Conhecido como "Ozempic dos ricos" devido ao alto custo, o Mounjaro também deve ser aplicado em doses semanais e pode chegar a 20% de redução do peso corporal. É, portanto, um bom concorrente das cirurgias bariátricas.

SEM PRESSA PARA EMAGRECER

Assim como ganhar peso faz mal, emagrecer muito num período curto pode causar problemas muito sérios para a nossa saúde, mais uma consequência da automedicação. Mesmo com toda a informação ao seu alcance, o médico precisa ser muito criterioso e analisar muitos dados do paciente antes de indicar o melhor remédio para emagrecer sem comprometer a saúde. Há um grande número de medicamentos disponíveis para emagrecimento, cada um com as suas vantagens e desvantagens, e analisar a terapia mais indicada para cada caso específico é algo que só o tempo e a experiência podem proporcionar.

Acredito que o processo de emagrecimento deve ser lento e começar sem o uso de medicação. O paciente deve passar por uma mudança de estilo de vida, com uma alimentação balanceada, preferencialmente sob supervisão de um nutricionista, prática regular de exercícios físicos, também com a orientação de um profissional de educação física, e, se necessário, acompanhamento psicológico.

Em um prazo que pode variar de quatro a seis meses, é hora de avaliar os resultados e analisar a necessidade ou não de medicamentos para emagrecer. São candidatos a usar remédios para perder peso aquelas pessoas que, após mudança de estilo de vida, não perderam pelo menos 5% do peso corporal. Pessoas com IMC acima de 30 ou que tenham sobrepeso associado a alguma comorbidade, como hipertensão, esteatose, artrose, também estão tecnicamente dentro do perfil indicado para uso de medicação.

Também se considera, na indicação do medicamento, a questão financeira, pois quanto mais modernos os remédios, mais caros eles são. Pessoas de classe média, por exemplo, geralmente não conseguem comprar as canetas, mas, em alguns casos, é possível manipular o remédio numa farmácia de confiança, para baratear o custo.

O grande problema, no entanto, é que não basta se medicar por um tempo e parar. Nosso corpo segue uma programação difícil de modificar. Para quem pesa 50 quilos, por exemplo, é muito difícil ganhar peso, a não ser com anabolizantes. E quem está com 100 quilos tem o organismo já regulado nesse peso, o que faz com que a pessoa volte ao peso original quando para de tomar a medicação. É por isso que o tratamento falha.

A perda de peso por si só gera uma diminuição da glicose, do colesterol, da pressão arterial e do risco cardíaco. Ou seja, traz muitas vantagens. No entanto, ao parar de tomar o remédio, a pessoa deve substituí-lo por alguma atividade física, como caminhada, bicicleta, hidroginástica, natação, de preferência algo que não acarrete lesões. E então, em alguns anos, essa pessoa será desportista e terá encontrado a melhor forma de manter o seu peso ideal, sem contar que, entre outras vantagens, a prática frequente de atividade física ajuda a diminuir o apetite.

O alto gasto calórico é um remédio, mas pouco gasto calórico não é suficiente para quem quer emagrecer. É preciso optar por uma atividade física intensa, que provoque menos lesão e dê prazer. Pode ser velejar, remar, o importante é gastar energia. Para a perda de peso, a recomendação é de mais ou menos 150 minutos de exercício semanal ou três dias de exercício de média a alta intensidade. Já para exercícios de baixa intensidade, a prática deve ser diária. Uma caminhada, por exemplo, deve ser longa, idealmente, cerca de 7 quilômetros.

Na luta para emagrecer, quem perde 5% do peso obteve êxito, quem perde 10% obteve êxito total, e quem perde mais do que isso "ganhou na loteria", seja de forma natural ou com ajuda de remédio. Contudo, emagrecer é uma tarefa para toda a vida, como um remédio para diabetes ou hipertensão. E, quanto maior for a dependência química gerada pelo medicamento, mais difícil será interromper seu uso.

Por isso é tão importante evitar os fatores que favorecem o ganho de peso, o quanto antes. E, no caso de crianças e adolescentes, o esforço deve ser de toda a família. Todos devem mudar a alimentação e procurar uma atividade que promova o gasto calórico. Sem isso, nada vai funcionar.

FORMAS DE AVALIAR A OBESIDADE*

A medida mais utilizada para avaliar a condição de um adulto em relação ao seu peso corporal é o índice de massa corporal (IMC). Já no caso de crianças e adolescentes, o critério baseia-se na relação entre o peso e o valor considerado ideal, segundo as curvas de crescimento.

* Em 2025, a revista científica *The Lancet* publicou um estudo que propõe rever os parâmetros para o diagnóstico de obesidade. É preciso acompanhar a incorporação desses parâmetros ao sistema de saúde brasileiro. Cf. SOCIEDADE BRASILEIRA DE CIRURGIA BARIÁTRICA E METABÓLICA. Diagnóstico da obesidade deverá ter novos parâmetros a partir de 2025. *SBCBM*, 17 jan. 2025. Disponível em: https://sbcbm.org.br/diagnostico-da-obesidade-devera-ter-novos-parametros-a-partir-de-2025/. Acesso em: 7 mar. 2025.

Para calcular o IMC, basta dividir o peso pelo quadrado da altura. O resultado classificará o indivíduo em quatro categorias:

- Abaixo de 18,5: baixo peso, magreza ou desnutrição.
- Entre 18,5 e 24,9: peso normal.
- Entre 25 e 29,9: sobrepeso.
- Entre 30 e 34,9: obesidade grau I.
- Entre 35 e 39,9: obesidade grau II.
- Maior ou igual a 40: obesidade grau III (mórbida).

O IMC é útil para estimar o grau de saúde em nível populacional, porque é calculado com base em duas medidas fáceis de se obter (peso e altura). No entanto, o IMC nem sempre reflete o real estado de saúde do indivíduo, porque não informa qual proporção de sua massa é gordura nem onde está concentrada a gordura. Por isso, existem outras medidas complementares para avaliar o estado do indivíduo em relação à obesidade, como a circunferência da cintura, a medida das pregas cutâneas e a análise da concentração de gorduras no sangue.

Mais recentemente, passou-se a utilizar o exame da bioimpedância, uma avaliação feita com um equipamento específico, semelhante a uma balança, que mede a composição corporal, separando o que é massa magra, músculo e massa gorda. O exame é bastante útil, porque uma pessoa pode ter IMC superior a 25 não por causa da gordura, mas por ser musculosa. Outro exemplo: um indivíduo com 80 quilos, 1,60 m e 40% de gordura pode fazer exercício, continuar com 80 quilos e baixar para 30% de gordura porque fez musculação. Ou seja, ele está mais magro, mas com o mesmo IMC.

Enquanto a gordura subcutânea, do quadril e da coxa afeta a parte estética, a abdominal é bastante perigosa. Mulheres com cintura maior que 88 cm e homens com cintura maior que 102 cm muito provavelmente têm gordura visceral, que se acumula nas artérias e pode levar à demência, infarto e AVC. Por isso, é tão importante perder a gordura visceral.

Atualmente, existe um exame ainda mais moderno: a elastografia hepática transitória, que quantifica a esteatose, ou gordura no fígado, indicando se aquela gordura está evoluindo para uma cirrose. Por enquanto, esse exame é mais usado em pesquisa do que na prática clínica, a menos que o paciente tenha uma esteatose muito avançada, com risco de progressão para cirrose e câncer de fígado.

A SOLUÇÃO BARIÁTRICA

A cirurgia bariátrica, também chamada de gastroplastia, está envolvida em algumas polêmicas, e existe uma ampla discussão sobre a sua real indicação. Ela oferece um benefício inquestionável, mas há também riscos que não podem ser desconsiderados. Na minha visão, que é conservadora nesse aspecto, é muito diferente a situação de quem precisa retirar um pedaço do estômago em função de um câncer e a situação de quem quer apenas emagrecer.

Não se trata de uma intervenção simples. Em alguns casos, tira-se praticamente todo o estômago do paciente. Na técnica de *bypass* gástrico, fecha-se a entrada do estômago de forma que o alimento vai direto para o intestino delgado, o que dá margem para sérias complicações. Obviamente, essa cirurgia é indicada apenas em casos muito graves, e há muitas discussões no meio médico sobre os prós e contras.

Hoje já existem cirurgias bariátricas menos agressivas, que não resultam numa perda de peso tão acentuada, mas são mais bem toleradas, diminuindo os casos de complicações. As cirurgias endoscópicas são uma outra opção, além do procedimento que remove cerca de 80% do estômago, transformando-o numa espécie de continuação do esôfago, que é um tubo. Dessa forma, na cavidade estomacal, onde antes cabia aproximadamente meio litro de alimento, passa a caber apenas 100, 200 ml.

Os avanços tecnológicos das cirurgias bariátricas acabaram por ampliar a sua indicação. Inicialmente, a intervenção era indicada apenas para pacientes obesos de grau 3, mas depois se verificou que muitos pacientes com grau 2 também se beneficiavam da cirurgia, porque assim resolviam outras comorbidades, como hipertensão e diabetes.

Por fim, é preciso que os pacientes que desejam fazer cirurgia bariátrica busquem um médico de confiança e tenham um acompanhamento individualizado, além de passarem por uma orientação multidisciplinar com o apoio de nutricionistas e psiquiatras. São relativamente comuns casos de compulsão alimentar em que as pessoas se tornam alcoólatras após a cirurgia, ou seja, substituem a comida pelo álcool.

DÚVIDAS FREQUENTES

Existe mais do que um tipo de obesidade?

Sim, existe a obesidade transversal (de origem ambiental) e a obesidade vertical (de origem genética). Esta última é hereditária e manifesta-se mais cedo na vida. Já a obesidade transversal é aquela em que a pessoa engorda porque ficou imobilizada muito tempo, tomou cortisona, entre outras causas. Geralmente, a obesidade resulta de uma combinação desses dois fatores, com predomínio de um ou de outro.

A cirurgia bariátrica pode ser feita com finalidade estética apenas?

A cirurgia bariátrica é um recurso que deve ser indicado com muito critério e que não deve servir para fins estéticos, sob o risco de uso irresponsável dos avanços da medicina. Quando essa demanda surge, a avaliação psiquiátrica do paciente se torna imprescindível.

Qual a relação entre a obesidade e o diabetes?

A obesidade é um fator de risco para o diabetes. Oitenta por cento dos diabéticos adultos são obesos. Além disso, a obesidade também é um fator de risco importante para as doenças cardíacas.

Uma pessoa que usa caneta para emagrecer, mas não faz dieta ou exercícios físicos, pode emagrecer?

Pessoas que usam a caneta para perder peso, mas não seguem uma dieta alimentar nem praticam atividade física vão emagrecer só um pouco, pois vão comer menos. Uma pesquisa constatou que pessoas que tomaram o medicamento comeram metade da quantidade que aquelas que tomaram placebo comeram. No entanto, após interromperem o uso do remédio, vão engordar novamente. Por isso, mudar o estilo de vida, mesmo que a mudança seja lenta e sacrificante, é essencial para emagrecer.

Toda pessoa obesa precisa tomar remédios para emagrecer?

Uma pessoa obesa pode emagrecer só com dieta, mas, como ela tem um determinante genético muito forte e metabólico, volta a engordar. Para manter o peso conquistado, tem que fazer atividade física de alto gasto calórico por toda a vida. Já as pessoas obesas com risco de diabetes, esteatose ou problemas cardiovasculares têm que ser medicadas para obesidade como prevenção de uma ou mais dessas doenças. Já na obesidade grau 3, o tratamento é muito difícil. São pessoas comumente com mais de 150 quilos, por isso o tratamento de eleição é a cirurgia bariátrica.

CAPÍTULO 2

A glicose nossa de cada dia

A glicose, ou açúcar, é um cristal sólido e adocicado, encontrado na natureza de forma livre ou combinada com outros elementos, como é o caso da celulose, presente nas plantas, e do amido, presente no trigo, arroz, batata, milho, aveia e diversos outros alimentos. Todo alimento composto de açúcar, amido ou fibra é considerado um carboidrato.

Após a refeição, os carboidratos passam pelo processo da digestão, no qual são "quebrados" em micropedaços até que a glicose seja liberada. No intestino delgado, essas moléculas são absorvidas e enviadas à circulação sanguínea para se tornarem o combustível para a produção de calor e energia, além de participarem de inúmeras e essenciais funções do organismo.

> **A insulina permite a entrada da glicose nas células por meio de seus receptores hormonais. Além disso, é responsável por muitas outras funções importantes em nosso organismo.**

Os carboidratos simples, como o açúcar, são rapidamente absorvidos, gerando um pico de liberação de insulina, o que favorece o ganho de peso. Já os carboidratos complexos, por serem ricos em nutrientes e fibras, tornam mais lentas a absorção da glicose e a liberação de insulina, o que é positivo para o organismo.

Quando a concentração de glicose no sangue está alta, o pâncreas automaticamente começa a produzir insulina para mandar essa glicose para o fígado e os músculos, onde será transformada em glicogênio, uma espécie de estoque de energia. Mas, se a concentração de glicose no sangue continuar em excesso, o organismo começa a convertê-la em triglicerídeos, que serão armazenados na forma de gordura. É a partir desse mecanismo que as pessoas que consomem em excesso alimentos ricos em glicose se tornam obesas.

DIABETES E CARBOIDRATOS

É fato que a glicose, ou o açúcar, é o principal marcador do diabetes. Mas ela não é a causadora do diabetes, como muitos imaginam. As pessoas não se tornam diabéticas só porque comem muito doce. Na verdade, o diabetes ocorre a partir da deficiência parcial ou total de produção de insulina pelo pâncreas, o que faz com que a glicose não siga o rumo natural para as células.

Entre as importantíssimas funções do carboidrato no nosso corpo, ele também provoca no intestino a liberação de insulina pelo pâncreas, o que facilita a entrada da glicose nas células, fazendo com que as membranas celulares se abram e alcancem as mitocôndrias, onde a glicose vai produzir calor e energia. Isso acontece nos músculos, no pâncreas, no tecido gorduroso, enfim, no organismo em geral.

Como o metabolismo basal precisa ser mantido com ou sem ingestão de alimentos, uma parte da glicose é usada imediatamente, enquanto outra, maior, é estocada principalmente no fígado e nos músculos, para ser aproveitada mais tarde, conforme acabamos de ver. No fígado, a glicose é armazenada em forma de glicogênio, que consiste em cadeias longas de glicose que começam a ser liberadas de duas a quatro horas após as refeições. É assim que conseguimos manter níveis sempre adequados de glicose, seja em jejum prolongado, seja após uma refeição farta.

> Além do glicogênio, formado a partir dos carboidratos, o fígado pode produzir glicose a partir das gorduras e proteínas. Esse processo é chamado de gliconeogênese, ou formação de glicose nova. Por isso, restringir o carboidrato na dieta muitas vezes não é suficiente para diminuir a glicemia.

A glicose precisa estar em equilíbrio no corpo, pois temos prejuízos quando ela está tanto em níveis altos quanto em níveis baixos. Pouca glicose provoca hipoglicemia, que, dependendo do caso e da situação, pode até causar eventos graves, com risco de morte. Já o excesso de glicose é tóxico para as células dos vasos sanguíneos, fazendo com que as artérias sofram lesões progressivas. É esse o processo que leva às complicações típicas do diabetes, das quais trataremos na última parte deste livro.

Com exceção das células do cérebro e dos glóbulos vermelhos, todas as células do nosso corpo dependem exclusivamente da insulina para receber glicose. Entretanto, a entrada da glicose nas células depende de proteínas especiais, conhecidas como transportadoras, que são produzidas a partir do estímulo da própria insulina. Trata-se de um mecanismo interdependente: a partir da insulina, a glicose estimula nas células a produção das proteínas transportadoras, que, por sua vez, vão facilitar a penetração da glicose nas células.

Quando há muita glicose no sangue, é sinal de que ela não penetrou nas células, então elas ficam sem energia para rodar as suas engrenagens e produzir as proteínas de que o organismo necessita, inclusive as proteínas transportadoras. Quanto maior a quantidade de glicose fora das células, maior será o esforço necessário para que a glicose entre nas células. É o que se conhece como citotoxicidade da glicose, que pode acontecer em todas as células do organismo que dependem da insulina para receber glicose.

Sobretudo nas células do pâncreas, a glicose em excesso deixa de ser um estímulo linear progressivo para a produção de insulina e torna-se um fator bloqueador da produção e da liberação desse hormônio. E, quanto mais glicose, mais o pâncreas tem que trabalhar para produzir pelo menos a quantidade mínima necessária para o organismo manter o metabolismo. Por isso, pessoas que não cuidam do diabetes e vivem com altas taxas de glicose acabam por provocar a destruição parcial ou total do pâncreas.

DÚVIDAS FREQUENTES

Qual a quantidade de glicose considerada normal?

Para pessoas que não têm diabetes, a variação da glicose em jejum vai de 70 a 99 mg/dL. Ao longo do dia, vai de 70 a 120 mg/dL, em média.

Por que a obesidade pode provocar o diabetes?

À medida que a gordura se acumula no corpo, ela reduz a capacidade do organismo de usar a insulina para controlar os níveis de açúcar. É por isso que a obesidade pode levar ao desenvolvimento de diabetes.

CAPÍTULO 3

O alerta ignorado

No Brasil, estima-se que 10% da população adulta entre 20 e 79 anos (20 milhões de pessoas) tenha diabetes. É claro que essas pessoas não acordaram assim, a doença não surgiu de um dia para o outro. Primeiro veio o pré-diabetes, um diagnóstico que vem se tornando cada vez mais comum nos nossos dias e para o qual a sociedade em geral ainda não tem dado a merecida atenção.

A detecção do pré-diabetes é, na verdade, uma grande evolução, porque permite intervir antes mesmo da instalação da doença. Trata-se de um novo olhar sobre os prejuízos que a elevação contínua de glicose pode causar ao organismo, desde o seu início. Se, há algumas décadas, o foco do tratamento do diabetes eram as complicações (pacientes cegos, amputados, infartados ou com insuficiência renal, entre outros problemas), mais tarde passou-se a priorizar o diagnóstico precoce do diabetes. Hoje, a meta é investir no combate ao pré-diabetes, fase em que ainda é possível evitar que a doença se instale.

Atualmente, o pré-diabetes é o centro das atenções da medicina, por isso vale a pena conhecer melhor essa condição de saúde. A identificação do pré-diabetes é bastante simples, e a medida da glicose em jejum, feita por meio do exame de sangue, é o primeiro parâmetro. O desejável é que a glicose esteja entre 70 e 99 mg/dL, e caracteriza-se o diabetes quando a glicose está acima de 126 mg/dL também em jejum. Portanto, quando a glicose está entre 100 e 125 mg/dL, já se tem o pré-diabetes.

Outro marcador é a média da glicose que é dada pela hemoglobina glicosilada, ou glicada, que mede o índice glicêmico no organismo fora do jejum com base na quantidade de glicose ligada aos glóbulos vermelhos do sangue. O normal é até 5,6%, e configura-se o diabetes quando o índice está acima de 6,5%. Dessa forma, entre 5,6% e 6,4% já se pode diagnosticar o pré-diabetes.

> **Enquanto o exame de glicose em jejum avalia o nível glicêmico na hora do teste, o da hemoglobina glicada serve para avaliar os níveis glicêmicos dos últimos três meses, fornecendo uma análise mais completa da quantidade de glicose no organismo.**

Existe ainda o exame de curva glicêmica, aquele em que a coleta do sangue é feita primeiramente em jejum, e, após a ingestão de um líquido açucarado, repete-se a coleta uma ou mais vezes. Duas horas depois é feita a análise: abaixo de 140 mg/dL, o resultado é normal, e, acima de 200 mg/dL, verifica-se o diabetes.

Esses exames fornecem, portanto, parâmetros claros para o diagnóstico do pré-diabetes: a glicose em jejum entre 100 e 125 mg/dL, a hemoglobina glicosilada entre 5,7% e 6,4%, e a curva glicêmica entre 140 e 199 mg/dL. A partir da comprovação do pré-diabetes, é preciso intervir para que os níveis de glicose no sangue voltem ao normal.

> **O aumento da glicose no sangue é um processo contínuo e silencioso, e bem tolerado pelo organismo. Passa-se do pré-diabetes ao diabetes de fato sem que a pessoa perceba, caso não faça exames regulares.**

A elevação da glicose no sangue demonstra claramente que o metabolismo dos carboidratos no organismo não está funcionando de forma adequada. A ligação da célula com a insulina está prejudicada, o que provoca a resistência à ação da insulina, quadro que não pode ser negligenciado.

Estudos comprovaram que, num grupo de pessoas com pré-diabetes, em três anos, 50% delas continuarão assim, 25% vão normalizar as taxas de glicose e 25%

desenvolverão diabetes.* Ou seja: a cada quatro pessoas com pré-diabetes, uma terá que conviver com a doença. Nos Estados Unidos, estudos apontaram que 30% da população está pré-diabética. Não temos esses números no Brasil, mas acredita-se que a situação entre nós não seja muito diferente.

Assim como acontece no diagnóstico do diabetes, o pré-diabetes exige uma mudança no estilo de vida. É preciso levar a sério o alerta que o organismo está dando e reverter o aumento do nível de glicose no organismo. O pré-diabetes representa um risco para a instalação não apenas do diabetes, mas também da síndrome metabólica, uma condição de saúde grave da qual trataremos no Capítulo 5.

O propósito maior do tratamento do pré-diabetes é aproveitar a reserva de insulina que ainda existe no organismo, fazendo com que as células que produzem o hormônio mantenham-se ativas por mais tempo. Assim evitamos o diabetes, e reduzimos o risco cardíaco. Sem contar a economia que isso representa em termos de saúde pública, considerando que o tratamento do diabetes consome boa parcela dos investimentos governamentais em saúde.

---

* RUSANA; ARIANI, Ida. Blood Glucose Levels of Prediabetic Employees. INTERNATIONAL CONFERENCE ON HEALTHCARE AND ALLIED SCIENCES, 2., 2018, Shah Alam. *Anais eletrônicos* [...]. [*S.l.*: *s.n.*], 2018. Disponível em: https://prosiding.universitasalirsyad.ac.id/wp-content/uploads/2019/07/Article-Blood-Glucose-Levels-of-Prediabetic-Employees.pdf. Acesso em: 7 mar. 2025.

Infelizmente, a experiência em consultório mostra que as pessoas ainda desconhecem os riscos associados à glicose acima do normal. É muito comum o paciente receber a recomendação de que precisa emagrecer para diminuir sua glicose e retornar à consulta seguinte com o mesmo peso ou até com peso maior.

A verdade é que aquela clássica recomendação de "melhorar a dieta" que recebemos do médico quando estamos com a glicose acima do normal não é mais suficiente. A glicose, ainda que sofra um leve aumento, tende a aumentar mais com a idade, levando diretamente ao aumento de insulina, que prejudica o metabolismo dos carboidratos e pode resultar na instalação do diabetes.

A mudança do estilo de vida representa um confronto com tudo aquilo a que estamos acostumados, ou mal-acostumados. É preciso se levantar do sofá e fazer exercícios físicos, deixar os alimentos prontos e práticos e preferir cozinhar em casa refeições saudáveis, dispensar as bebidas açucaradas e hidratar o organismo de forma natural. A orientação de um profissional de educação física e de um nutricionista é muito importante para a conquista de bons resultados.

A efetividade da mudança do estilo de vida para evitar o diabetes já está bem demonstrada. Na Finlândia, o Finnish Diabets, Prevention Study reuniu 322 pacientes com pré-diabetes, com idade média de 55 anos e IMC 31 kg/m^2, e submeteu-os a um programa de exercícios e alimentação corretos ao longo de 38 meses. O grupo perdeu, em média, 3,5 kg, enquanto o grupo de controle, que não adotou mudanças no estilo de vida, perdeu apenas 800 g. Nesse mesmo período, 11% dos pacientes permaneceram com pré-diabetes, enquanto, no grupo de controle, 23% evoluíram para diabetes.

É verdade que há casos nos quais a mudança do estilo de vida não produz os resultados esperados e é preciso utilizar medicamentos para baixar a glicose, como a metformina, que é distribuída gratuitamente pela Farmácia Popular (via Sistema Único de Saúde, o SUS) e é muito efetiva. Conseguem-se, dessa forma, bons resultados, como demonstrou o Diabets Prevention Program (DPP), realizado nos Estados Unidos.

O programa reuniu 3.234 pessoas com pré-diabetes, com idade média de 51 anos e IMC 34 kg/m^2. Todos fizeram modificações em seu estilo de vida, incluindo mudanças na alimentação e prática de exercícios físicos, e ainda usaram metformina para controlar a glicose. Como resultado, o grupo perdeu em média 5,6 kg, contra 100 g do grupo de controle. Quanto à conversão para o diabetes, esta foi de 14%, contra 29% do grupo de controle.

Outros estudos bem fundamentados, realizados em países como a China, obtiveram resultados bem parecidos, comprovando que há, de fato, um impacto positivo na vida de pessoas com pré-diabetes quando acontece uma mudança no estilo de vida e, quando necessário, o uso de medicamentos para diminuir a glicose.

Embora, em alguns estudos, a perda de peso possa não parecer significativa, sabe-se que emagrecer poucos quilos já se traduz numa melhora no metabolismo humano e reduz a conversão de pré-diabetes ao diabetes.

Infelizmente, ainda não existe uma ampla conscientização sobre os graves prejuízos que o aumento progressivo da glicose pode causar. Por isso, seria muito importante se houvesse iniciativas efetivas de rastreamento para identificar pessoas em estágio de pré-diabetes, condição que, estatisticamente, apresenta maior probabilidade de evoluir para diabetes, além de representar um risco cardíaco, como veremos quando abordarmos a síndrome metabólica.

Os rastreamentos desse tipo são raros e pouco satisfatórios, não só no Brasil, mas em todo o mundo. Em 2015, nos Estados Unidos, pesquisadores observaram que, em um grande banco de dados, havia 30% de pessoas com pré-diabetes, mas só 12% delas estavam cientes da condição. Muitas não receberam o diagnóstico porque simplesmente não foram buscar os resultados dos exames que haviam feito.

> **Pessoas com glicose a partir de 110 mg/dL já podem ser consideradas pré-diabéticas e, portanto, têm 25% de probabilidade de desenvolver a doença no prazo de três anos.**

Saber que está no estado de pré-diabetes e não tomar uma atitude para reverter essa condição de saúde é uma escolha que custará muito caro no futuro. O diabetes é uma doença crônica de tratamento bastante complexo, considerando que não é possível ter controle total sobre os fatores que alteram o comportamento da glicose. Ter diabetes exige muito do paciente, a ponto de muitos desistirem do tratamento, o que resulta em complicações como insuficiência renal, amputações e até mesmo a morte.

Na verdade, nosso país tem um conjunto de fatores que favorecem o aumento do número de pessoas com diabetes. A começar pelo diagnóstico: as pessoas demoram, em média, seis anos para descobrir que têm diabetes, o que demonstra a pouca eficácia dos nossos programas de rastreamento.

A falta de um tratamento integrado também traz consequências drásticas a quem tem diabetes e pré-diabetes. Muitas vezes, o paciente trata a glicose com um médico e o coração com outro. E o cardiologista receita um remédio para pressão que piora o metabolismo de gordura e de glicose. Ou o psiquiatra prescreve um remédio que gera aumento de peso. É evidente que há pacientes que se tratam com mais de um profissional e esses trocam informações entre si, mas infelizmente essa não é a regra.

O custo é outra questão que não pode ser ignorada por quem tem pré-diabetes. Já dispomos no Brasil de tecnologias de ponta para o controle da doença, mas elas são absolutamente inviáveis para grande parcela da população, o que gera também uma falta de experiência dos profissionais com essas tecnologias. As bombas de insulina são um exemplo. Por serem caríssimas, são poucos os pacientes que conseguem utilizá-las, e, consequentemente, poucos profissionais acumulam experiência para lidar com elas.

Cuidar do pré-diabetes é, portanto, um bem que se faz a si próprio e ao nosso país como um todo, pois os brasileiros com diabetes, por passarem anos sendo tratados de maneira inadequada e sem orientação, acabam se tornando pacientes de alto custo, além do sofrimento causado pelas complicações da doença. Cuidar do pré-diabetes para reverter essa condição é o maior antídoto para isso.

DÚVIDAS FREQUENTES

Já existe uma ampla conscientização da classe médica sobre os riscos do pré-diabetes?

Atualmente, os clínicos gerais e outros especialistas já encaminham pacientes com glicose um pouco elevada para um endocrinologista. Dentro da classe médica já há, felizmente, mais atenção para esse sinal, mas as pessoas em geral conhecem pouco os perigos do aumento da glicose.

É necessário fazer todos os exames de glicose para diagnosticar o pré-diabetes?

Não. Apenas um deles — a glicose em jejum, a hemoglobina glicosilada ou a curva glicêmica — já é capaz de demonstrar o estado de pré-diabetes.

CAPÍTULO 4

As boas notícias

Os estudos mais modernos sobre prevenção do diabetes demonstram que há de fato uma diferença expressiva de resultados nos indivíduos com pré-diabetes que investem em exercícios físicos e mudam sua dieta, optando por alimentos saudáveis. Mas as pesquisas demonstram também que a conversão em diabetes ainda é expressiva, mesmo naqueles que mudam o estilo de vida.

Atualmente, os medicamentos mais eficazes para pessoas com diabetes ou pré-diabetes são os agonistas de GLP-1, dos quais já tratamos no capítulo sobre obesidade. Porém, é preciso ir um pouco mais a fundo no conhecimento dessas substâncias para entendermos o seu efeito no diabetes.

Como vimos, o GLP-1 é um hormônio do grupo das incretinas que é produzido e liberado pelo intestino a partir da alimentação e que sinaliza a produção de insulina pelo pâncreas. A droga, além de lentificar o esvaziamento gástrico, bloqueia no pâncreas o hormônio glucagon, que aumenta a glicose. Dessa forma, o GLP-1 tem o duplo efeito de impedir o aumento da glicose e evitar a hipoglicemia, o grande problema de quem tem diabetes. É, portanto, uma grande vantagem sobre os medicamentos antigos para o diabetes, como a metformina, que não necessariamente levam à perda de peso.

Com os agonistas de GLP-1, é possível reverter o diabetes em até 85% dos casos e normalizar o pré-diabetes. E já existem moléculas, ainda não disponíveis no Brasil, que podem evitar a progressão do diabetes em 97% dos casos. Trata-se, portanto, de uma grande revolução no tratamento farmacológico da doença, que tem alvoroçado o mundo inteiro para sua utilização.*

Sabendo que um indivíduo é capaz de resolver seus problemas metabólicos quando perde peso, é possível ter uma ideia da revolução que esses novos medicamentos representam. Atuando no emagrecimento, eles melhoram as taxas metabólicas, normalizando os níveis de triglicerídeos, colesterol, ácido úrico e glicose.

Apesar dos benefícios, os agonistas do GLP-1 não são a solução para o diabetes ou pré-diabetes, assim como não são a solução definitiva para a obesidade, como já vimos. Também é necessário muito cuidado com terapias

---

* GIMENO-ORNA, Jose A. *et al.* Baseline ALT levels as a marker of glycemic response to treatment with GLP-1 receptor agonists. *Endocrinología y Nutrición*, v. 63, n. 4, p. 164-170, abr. 2016. Disponível em: https://www.elsevier.es/en-revista-endocrinologia-nutricion-412-articulo-baseline-alt-levels-as-marker-S2173509316300174. Acesso em: 7 mar. 2025.

que provocam emagrecimento muito rápido em pessoas com diabetes.

Um exemplo: se uma pessoa com diabetes já tem retinopatia e faz uma cirurgia bariátrica, coloca uma bomba de insulina ou utiliza algum dos agonistas do GLP-1 — ações que vão diminuir muito a glicose —, isso pode prejudicar transitoriamente a retinopatia.

E, no caso da obesidade, por ser multifatorial, ela acaba sendo mais difícil do que o controle do diabetes. Existe na obesidade um distúrbio das comunicações hormonais entre o estômago, a gordura, o cérebro, os músculos, o pâncreas etc. Há muitos fatores associados, por isso é tão frequente o que se chama de rebote, quando o paciente, após emagrecer, acaba retornando ao seu antigo peso corporal.

> **É comum o paciente sair de 140 kg para 70 kg após uma cirurgia bariátrica, mas, depois de um tempo, ele se vê com 110 kg. Emagreceu, de fato, mas o problema da obesidade não foi resolvido, pois há uma tendência natural do corpo a retornar ao antigo patamar de peso.**

Por isso, acredito que terapias de emagrecimento que não envolvam uma mudança estrutural na vida do paciente não podem levá-lo a uma melhora global de vida. Essa estratégia se assemelha a passar verniz sobre uma madeira cheia de cupim.

Por conta de todas as pressões da vida moderna, é comum que alguns pacientes queiram alcançar resultados imediatos no tratamento, nos quais sua participação se restringe a tomar os remédios prescritos na hora e nas quantidades certas. Entretanto, acredito que essa prática imediatista não funcione quando se tem diabetes.

> **O organismo não aceita exageros na alimentação ou sedentarismo. Na verdade, a biologia é rígida e não admite desculpas. Ela não quer saber se estamos tristes, sem dinheiro, se fomos traídos. O que ela quer saber é se cuidamos bem do nosso corpo, se estamos dando a ele as condições necessárias para funcionar bem. E é disso que devemos cuidar, acima de tudo.**

De fato, é possível tomar tranquilizantes para suportar melhor os problemas ou tomar medicamentos para emagrecer sem esforço. Há sempre uma maneira mais fácil de resolver as questões, até mesmo as de saúde. Entretanto, no diabetes, está comprovado que a mudança de estilo de vida representa 50% do tratamento. Por isso, não faz sentido recorrer apenas a remédios. O mais importante é investir em saúde e felicidade. E as soluções fáceis não costumam produzir efeitos reais. Na vida, infelizmente, não há vitória sem luta.

DÚVIDAS FREQUENTES

Os agonistas do GLP-1 produzem resultados eficazes em todas as pessoas?

Pode-se dizer que esses medicamentos têm bons resultados na maioria das pessoas, mas não em todas. E não se pode esquecer que um número expressivo de pacientes tem reganho de peso. Daí a necessidade de mudar realmente o estilo de vida. Os agonistas do GLP-1 funcionam, com certeza, mas perdem a eficácia se não forem acompanhados de dieta e exercícios, essenciais para uma perda de peso saudável e garantida.

Pessoas com compulsão alimentar são beneficiadas com esses novos medicamentos?

Nesses casos, o acompanhamento psiquiátrico é essencial. Existem remédios indicados exclusivamente para esse tipo de distúrbio, mas o Contrave® também pode ser administrado em alguns casos, já que contém um antidepressivo usado para o transtorno obsessivo compulsivo.

CAPÍTULO 5

A síndrome metabólica

Sabemos hoje que o perigo do pré-diabetes não se limita ao risco de desenvolver diabetes. A condição de aumento da glicose está intimamente relacionada a um distúrbio de saúde que, embora não seja novo, só foi nomeado em 1921, quando dois pesquisadores austríacos observaram que a hipertensão, o colesterol e disfunções na glicose estavam ligados à obesidade e à resistência insulínica.

A síndrome metabólica é um distúrbio muito complexo, que até hoje suscita discussões. Há os que defendem que se trata de uma composição de várias doenças, enquanto outros acreditam que se trata de uma única condição composta por vários fatores. Por isso, ainda há critérios diferentes para o seu diagnóstico.

> **Estima-se hoje que a síndrome metabólica atinja 25% das pessoas no Ocidente, chegando a 40% naquelas acima dos 60 anos. Seus desfechos mais prováveis são o infarto, o AVC, a morte súbita ou o diabetes tipo II.**

No passado, quando não se sabia muito sobre a síndrome metabólica, os casos de infarto entre os pacientes com diabetes tipo II eram muito frequentes. Não se tinha ainda conhecimento de que as pessoas que apresentavam a doença também são vulneráveis a distúrbios como colesterol e triglicerídeos altos, obesidade abdominal, hipertensão arterial, doença arterial obstrutiva e ainda, nas mulheres, a síndrome dos ovários policísticos.* Os endocrinologistas se preocupavam apenas em controlar a glicose alta, sem saber que seus pacientes corriam outros riscos.

A obesidade é uma condição diretamente associada à síndrome metabólica, embora nem toda pessoa obesa apresente esse problema. É possível ter gordura apenas por razões genéticas, ou tê-la como resultado de alterações metabólicas — é o caso das pessoas com pernas finas e barriga proeminente.

Em muitos casos, o exame clínico pode ser suficiente para chegar ao diagnóstico — quando a circunferência abdominal é maior que 102 cm nos homens e maior que 88 cm nas mulheres, tem-se um paciente com síndrome metabólica. O IMC acima de 30 também caracteriza esse quadro.

A gordura abdominal é nociva para o metabolismo, porque, nessa região, ocorre a produção de substâncias

---

* Há também marcadores químicos comuns, como o aumento do fibrinogênio, da ferritina, da velocidade de hemossedimentação (VHS) e dos glóbulos brancos.

tóxicas (citocinas) que entram na circulação sanguínea, comprometendo a saúde vascular. É o caso, hoje muito comum, da esteatose, ou gordura no fígado, que indica a presença de gordura nas vísceras. Outro sinal visível da síndrome metabólica é a acantose, caracterizada pelo escurecimento de áreas de dobras, como cotovelos, axilas, dobra dos dedos da mão, pescoço e virilhas.

> **A síndrome metabólica não está relacionada às complicações nos capilares, que podem lesionar a retina e os rins — complicações típicas do diabetes —, mas sim nas artérias de médio calibre, que são as coronárias, as artérias que irrigam o cérebro e as pernas.**

No caso do pré-diabetes, outro importante marcador da síndrome metabólica, acontece como na obesidade: nem todo indivíduo com pré-diabetes está necessariamente com síndrome metabólica, e o diagnóstico final vai depender de exames laboratoriais.

RISCOS, EVIDÊNCIAS E CONSEQUÊNCIAS

Já se sabe que, na população com idade superior a 45 anos e com síndrome metabólica e pré-diabetes, existem algumas pessoas com mais chances de se tornar pacientes de diabetes. São aquelas que têm histórico familiar de primeiro grau de diabetes, as sedentárias, as hipertensas, as que estão com dislipidemia (colesterol alto, triglicerídeos, colesterol bom baixo), doença cardiovascular, obesidade visceral; entre as mulheres, são as que têm a síndrome do ovário policístico e as que já tiveram diabetes gestacional.

Também estão no grupo as que têm IMC acima de 25 (para os asiáticos, que são mais magros, acima de 23). O peso ao nascer também é um fator importante: bebês que nascem com mais de quatro quilos têm maior probabilidade de desenvolver síndrome metabólica e, mais tarde, diabetes.

> **Quando se tem síndrome metabólica, hipertensão, colesterol alto, diabetes ou pré-diabetes, gordura no fígado, histórico de diabetes na gestação ou na família, ou um evento cardíaco, a probabilidade de desenvolver diabetes em pouco tempo é muito maior.***

Além do diabetes, a doença cardíaca é o outro grande impacto da síndrome metabólica, o que tem feito alguns especialistas adotarem o termo "síndrome cardiome-

* LAAKSONEN, David E. *et al.* Metabolic Syndrome and Development of Diabetes Mellitus: Application and Validation of Recently Suggested Definitions of the Metabolic Syndrome in a Prospective Cohort Study. *American Journal of Epidemiology*, v. 156, n. 11, p. 1.070-1.077, 2002. Disponível em: https://academic.oup.com/aje/article-abstract/156/11/1070/80584?redirectedFrom=fulltext. Acesso em: 7 mar. 2025.

tabólica". Sabe-se hoje que a síndrome aumenta em duas vezes a ocorrência de doença cardiovascular. Por outro lado, um evento cardíaco já é um marcador para síndrome metabólica. Quem já teve uma doença cardiovascular corre um risco maior de apresentar glicose alta e pressão alta.

Atualmente, existe uma controvérsia entre as sociedades médicas a respeito da caracterização da síndrome metabólica. Segundo a American Heart Association, existem três parâmetros para diagnosticá-la: glicose acima de 100 mg/dL; pressão arterial acima de 130/85, e HDL, que é o colesterol bom, abaixo de 40 mg/dL para os homens e de 50 mg/dL para as mulheres. É importante notar que pessoas que estão tomando medicação para controlar esses três parâmetros também se encaixam nesse quadro.

Outras sociedades médicas consideram ainda a dor no peito e a claudicação intermitente — quando a pessoa precisa parar de caminhar por conta de dor na perna. É o que se convencionou chamar de "dor de vitrine", causada pela obstrução das artérias dos membros inferiores.

Hoje também se reconhece como um sinal da síndrome metabólica a apneia obstrutiva do sono, um distúrbio grave que pode levar à morte súbita. A apneia do sono, que vem se tornando cada vez mais comum, está relacionada com o diabetes (que provoca uma disfunção em toda a área do sistema nervoso central) e a obesidade (em função de flacidez e obstrução das vias aéreas superiores), além do tabagismo, colesterol alto, hipertensão e declínio cognitivo.

Existem exames para detectar a doença, mas quem dorme e convive com o paciente pode percebê-la claramente. Acontece quando a pessoa tem roncos altos, intercalados com pausas respiratórias que exigem um esforço para a normalização da respiração.

Os dias também são difíceis para esses pacientes. Eles se queixam de indisposição, fadiga, sonolência, resultados de um sono não reparador. Podem ter dificuldade para leitura, dormem em palestras ou eventos religiosos, têm dificuldade de concentração, e a performance intelectual fica prejudicada. Muitas vezes, um simples programa de atividade física e redução do peso já resolve a apneia. Quando a doença está num estágio mais grave, que impõe um risco cardíaco elevado, recomenda-se o uso do CPAP (*continuous positive airway pressure*).

> **O uso da testosterona diminui no homem o risco de síndrome metabólica e aumenta o risco na mulher. Porém, mulheres que amamentaram seus bebês têm menos chances de ter a síndrome.**

A síndrome metabólica está associada ao câncer, embora não exista um marcador para isso. Não se trata de uma relação de causa e efeito, mas verificou-se que certos tipos de câncer (de mama, de intestino, de rim, de bexiga e de próstata) são mais frequentes em pessoas com a síndrome. Isso acontece porque o metabolismo ruim faz a célula funcionar mal, diminui sua capacidade de se defender das diferenciações ruins e eliminar as células cancerosas.

Defeitos no funcionamento do metabolismo também têm efeito no cérebro, o que demonstra que doenças degenerativas do órgão, como Alzheimer e outras formas de demência, também podem ter origem na síndrome metabólica, assim como as neuropatias periféricas.

MUDANÇAS IMPORTANTES

Além da avaliação clínica, existem exames que podem ser feitos para avaliar a síndrome metabólica e o consequente risco cardíaco: o eletrocardiograma, o teste de esforço, o ecocardiograma em repouso e de esforço, e a tomografia computadorizada das artérias coronárias. Medir a resistência insulínica também é importante. É possível verificar, por exames de sangue, quando há muita insulina para a quantidade de glicose no organismo, que, como sabemos, resulta em produção de gordura, ácidos graxos etc.

> Pesquisas demonstraram que o consumo controlado de chocolate e vinho tinto diminui o risco de doença cardiovascular e diabetes.

Para combater a síndrome metabólica, a recomendação é a clássica mudança do estilo de vida com exercícios físicos e alimentação saudável. Já é comprovado que as pessoas que têm bom condicionamento físico estão mais protegidas de infartos, AVC e morte. Quanto melhor o condicionamento físico, menos síndrome metabólica.

Sobre a alimentação, é importante evitar a carne vermelha, alimentos processados e bebidas açucaradas. O ideal é uma dieta rica em fibras com cereais, frutas, legumes e gorduras saudáveis, como azeite extravirgem, óleo de canola e óleo de girassol.

> **A complementação com selênio para a deficiência de vitamina D, muito comum hoje em dia, não protege da síndrome metabólica e pode até ser um gatilho para o problema. A complementação de ferro ou uma dieta muito rica nesse mineral também são fatores negativos para a síndrome metabólica. A ferritina, um marcador inflamatório muito utilizado nos dias atuais, é uma substância pró-trombótica.**

No caso de fumantes, a recomendação é abandonar o vício, porque o tabagismo é um fator central na síndrome metabólica. Pensa-se muito no mal que o cigarro faz para o pulmão e para o coração, mas, na verdade, ele ataca todo o organismo. Cada tragada provoca um espasmo que estreita a passagem do sangue e faz com que os tecidos sofram, o que é terrível para a saúde.

O cigarro pode afetar até mesmo os vasos da retina, provocando uma trombose que pode cegar, e o perigo é maior para quem é obeso ou hipertenso. Se uma mulher fuma e toma anticoncepcional, o risco é multiplicado.

Segundo dados do Instituto Nacional do Câncer, o tabagismo é uma doença que causa dependência física, psicológica e comportamental. Quem fuma inala mais de 4.720 substâncias tóxicas, além de 43 substâncias cancerígenas, inclusive resíduos de agrotóxicos e substâncias radioativas. Existem mais de cinquenta doenças relacionadas ao cigarro, e estatísticas mostram que fumantes, quando comparados aos não fumantes, apresentam um risco dez vezes maior de ter câncer de pulmão, cinco vezes maior de sofrer infarto, ter bronquite crônica e enfisema pulmonar e duas vezes maior de sofrer AVC.

Engordar é o principal medo das pessoas que precisam deixar o cigarro. De fato, quem para de fumar tende a engordar. Mas é vantagem. Depois de seis, dez meses, um ano, faz-se o tratamento para emagrecer, mas já se conseguiu largar o vício. E quem consegue, não se arrepende, pelo contrário, se surpreende tanto com a melhora na qualidade de vida que acaba por se perguntar por que não largou o cigarro antes. Parar de fumar sempre é uma vitória pessoal, porque antes as pessoas não imaginavam que tinham esse poder.

Há pacientes que deixam muito claro que não pretendem parar de fumar. Em geral, são aqueles que contam que seus avós morreram aos 90 anos fumando quatro carteiras de cigarro por dia. De fato, isso acontece. Mas ter diabetes e fumar é como riscar um fósforo num posto de gasolina. Pode não acontecer nada, é verdade. Mas, se acontecer, não vai ser uma bobagem.

DÚVIDAS FREQUENTES

Por que a probabilidade de ter um infarto aumenta na síndrome metabólica?

Porque o processo de coagulação está prejudicado, não há o desejado equilíbrio entre a coagulação e a anticoagulação. Com a diminuição da capacidade de quebra dos coágulos no sangue, acontecem os fenômenos trombóticos, levando ao infarto e ao AVC.

PARTE 2

Entendendo o diabetes

CAPÍTULO 6

Tudo o que é preciso saber

Os progressos alcançados nos últimos anos para o tratamento do diabetes são animadores. Novos medicamentos foram lançados, formas mais simples de controlar a glicose surgiram. Ainda estão vivas as pessoas que mediam a glicose fervendo a própria urina e agora já é possível monitorar a glicose por meio de um aparelho celular!

Entretanto, apesar de todos os progressos, o quadro geral da doença não melhorou no Brasil, tampouco no mundo. Em 2016, o número de pessoas com diabetes no nosso país era estimado em dez milhões. Hoje estamos na casa dos 20 milhões. Somos o quinto país em incidência da doença, atrás apenas da China, da Índia, dos EUA e do Paquistão.

As razões para isso são bem conhecidas. O diabetes é uma doença de tratamento complexo, para a qual não existe ainda cura definitiva. Por ser silenciosa, é comum que as pessoas só percebam que têm a doença cinco, seis anos após a sua instalação. Além disso, o tratamento é complexo, muito individualizado, e exige um comprometimento sério por parte do paciente.

Fatores ambientais também contribuem para o aumento dos casos de diabetes. De maneira geral, convivemos com mais estresse, deixamos de exercitar o corpo de maneira adequada e passamos a comer em excesso e mal. Nunca fomos tão obesos como agora. E, ainda que a sociedade médica já possa intervir antes mesmo da instalação do diabetes, por meio do tratamento do pré-diabetes, não podemos afirmar que teremos menos pessoas com diabetes no futuro.

É claro que ninguém quer ter diabetes, uma doença crônica e de controle complexo, mas essa realidade está cada vez mais próxima das pessoas. Há algumas décadas, o diabetes tipo II, o diabetes adulto, ocorria em pessoas mais velhas, acima dos 40 anos, e que possuíam predisposição genética para a doença. Hoje a situação é outra, e fatores ambientais têm se tornado preponderantes para o surgimento da doença. Não por acaso, são os mesmos fatores que fazem com que a obesidade esteja crescendo tanto entre nós.

> **O diabetes é uma doença muito antiga, cujos primeiros relatos datam de tempos antes de Cristo. O reconhecimento da doença só aconteceu em 1812, depois de muitos séculos de mistério sobre o que fazia com que algumas pessoas urinassem em excesso, emagrecessem**

> e morressem. E foi há pouco mais de cem anos, em 1921, que uma equipe de pesquisadores canadenses identificou a molécula de insulina, o que revolucionou o tratamento do diabetes.

Como vimos, muita gente acredita que a glicose é a causadora do diabetes, já que essa molécula é o marcador da doença. Entretanto, não é porque comem mais glicose (açúcar) que as pessoas ficam diabéticas. O diabetes ocorre a partir da deficiência parcial ou total de produção de insulina pelo pâncreas, o que faz com que a glicose não siga o seu rumo natural para as células.

Os principais tipos de diabetes são: tipo I (que veremos em outro capítulo) e tipo II. De forma bem simples, o diabetes tipo II — o mais frequente, que na maioria das vezes surge após os 40 anos — é caracterizado como o excesso de glicose no sangue, uma consequência da falta ou do mau funcionamento da insulina, o hormônio produzido pelo pâncreas.

Muitos fatores contribuem para o surgimento do diabetes tipo II, como a obesidade, o sedentarismo, o estresse e outras questões metabólicas e ambientais, mas esses fatores precisam estar associados a componentes genéticos, pois o diabetes tipo II é uma doença poligênica, ou seja, existem vários genes envolvidos em seu surgimento. Entretanto, o fato de uma pessoa possuir um ou mais genes para o diabetes tipo II não significa que ela obrigatoriamente desenvolverá a doença. Tudo depende do tipo e da quantidade de genes e dos fatores moduladores da sua vida.

> Acredita-se que foi Areteu da Capadócia quem criou a palavra "diabetes", no século 2 d.C. A palavra provém do grego *diabeinen*, que significa "sifão", em referência à grande eliminação de urina pelos doentes. No entanto, o nome *diabetes mellitus* (*mellitus* significa em latim "aquilo que contém mel; doce como o mel"), cunhado pelo médico inglês Thomas Willis (1621-1675), refere-se ao sabor doce da urina dos pacientes, resultado da presença de glicose.

Quando se tem diabetes do tipo II, também chamada diabetes do adulto, a insulina não age de forma correta nas células, sobretudo no fígado, no tecido muscular e no tecido gorduroso. Com isso, essas grandes massas celulares do corpo desenvolvem uma espécie de resistência à ação do hormônio, que é o que hoje se conhece como resistência insulínica.

A resistência insulínica é uma questão muito importante no diabetes, porque sinaliza que o receptor de insulina que existe na membrana da célula não está funcionando adequadamente, dificultando a entrada da glicose. Quando isso acontece, o organismo vai precisar produzir mais e mais insulina para a mesma quantidade de alimento ingerido.

Durante algum tempo, a resistência é assim contornada, até que a capacidade de produção do hormônio pelo pâncreas se esgota. É o pâncreas que, por excesso de trabalho, pode se tornar inoperante, o que resultará em excesso de glicose na corrente sanguínea. Quando isso acontece, o metabolismo do corpo sofre um grande revés, cujas consequências demoram a ser percebidas. Por isso, o diabetes é conhecido como uma doença silenciosa.

> **O pâncreas tem duas funções no organismo. Na função digestiva, produz o suco pancreático, que ajuda a digerir os alimentos, mais precisamente no duodeno, a parte inicial do intestino. Em sua outra função, a hormonal, ele produz uma série de hormônios, o principal deles a insulina, que reduz a glicose no sangue.**

Continuamente, o pâncreas produz o que se chama de insulinização basal, que dá conta de levar para as células a quantidade adequada de glicose de que o corpo necessita para o metabolismo básico. Mas, quando comemos, haverá necessidade de mais insulina, assim como ocorre quando o gasto energético do corpo aumenta — como numa reação a infecções, por exemplo.

Para fazer essa regulação, o pâncreas utiliza três mecanismos: no primeiro, ele mede a glicemia (taxa de açúcar no sangue); no segundo, calcula o quanto de insulina o organismo requer naquele exato momento; depois, em seu terceiro mecanismo, envia insulina para o sangue, que vai para o fígado. Caberá ao fígado, então, fazer a liberação final da glicose, estocada nele sob a forma de glicogênio.

Durante cerca de duas horas, os carboidratos adquiridos numa refeição conseguem suprir a necessidade calórica do corpo, mas três ou quatro horas depois será preciso recorrer às longas cadeias de glicose estocadas no fígado, o glicogênio. A velocidade e a quantidade da liberação dessa glicose estocada têm de ser coordenadas com as da insulina, para que não haja excessos nem faltas.

O metabolismo, entretanto, não depende apenas da glicose e da insulina. Há outros hormônios em jogo, como o glucagon, também produzido pelo pâncreas, a adrenalina e o cortisol, que levam ao aumento da glicose no sangue. Nem sempre a insulina consegue se sobrepor à ação desses hormônios. Além disso, outros fatores também influenciam a liberação da glicose e da insulina.

Outra questão é que a insulina também age como hormônio anabolizante, que aumenta tanto a massa muscular quanto os depósitos de gordura. Portanto, a insulina não tem ação apenas sobre a glicose, mas também sobre as gorduras e proteínas. Na verdade, todos os nutrientes são metabolizados de forma intercambiada no organismo, ou seja, o excesso de glicose não é uma situação isolada.

Vamos imaginar que todos nós, quando nascemos, somos tal qual uma câmara nova de bicicleta. Lisinha, cheirosa, perfeita, pronta para rodar por muito tempo quando recebe a pressão correta. Tirando as exceções que confirmam a regra, até por volta dos 20 ou 30 anos temos disposição de sobra, graças à enorme reserva funcional do organismo jovem. Passar noites em claro, fazer noitadas, comer e dormir mal são hábitos que, nessa fase, geralmente não chegam a abalar a vida.

Dos 30 aos 60 anos, a situação começa a mudar: chegam os problemas de trabalho, as preocupações com os filhos, as perdas de entes queridos e as dificuldades financeiras e emocionais. Normalmente, a atividade física diminui, e a compensação das frustrações recai na comida. E, então, a câmara do pneu de bicicleta, que antes recebia a pressão numa quantidade ótima, passa a receber pressão em excesso. Com isso, um "ovo", um abaulamento, começa a se formar num determinado ponto de sua superfície, seu ponto mais fraco, onde certamente romperá.

No organismo humano acontece o mesmo. Com o tempo, as pressões comuns da vida se acumulam. E quando o estresse se torna insuportável, ou acontece uma grande perda, uma dor psíquica, um acidente e até mesmo uma outra doença, aquele ponto, que é o ponto frágil da câmara de ar, se rompe, precipitando os distúrbios de saúde.

Todos nós temos um ponto fraco em nossa constituição genética que pode nos tornar mais vulneráveis a uma doença autoimune, ou ao câncer, às doenças reumáticas, às doenças psiquiátricas ou às metabólicas, nas quais o diabetes se inclui.

> **Já se verificou que a morte de soldados muito jovens em campos de batalha, muitas vezes, não se dá por um tiro, mas sim por causa de um infarto. Isso demonstra que uma pressão psíquica intensa pode levar à morte, até mesmo aos 18 anos. No caso desses soldados, o sistema circulatório era seu ponto fraco, e foi ali que a pressão se tornou insustentável.**

Sobretudo no diabetes, uma questão importante é o fato de que quase a totalidade dos hormônios produzidos pelo organismo aumenta o açúcar no sangue, enquanto apenas a insulina é hipoglicemiante. Isso configura uma situação de risco para o equilíbrio da glicose em situações em que há aumento de outros hormônios, como a puberdade e a gestação. Se uma pessoa desenvolve hipertireoidismo e passa a ter muito hormônio da tireoide, o diabetes pode surgir, ou se agravar, se já existir. Qualquer doença que produza excesso de hormônios vai significar uma desvantagem para a insulina.

O TRATAMENTO NECESSÁRIO

Costumo dizer que o diabetes é uma doença de três tempos. No primeiro, o paciente é tomado pelo susto e faz tudo o que o médico lhe recomenda, com medo da cegueira, da amputação, de um infarto ou outra complicação conhecida da doença, que naquele momento lhe parecem iminentes.

Passados alguns meses, o paciente percebe que seus piores medos não se confirmaram. A glicose baixou, nada de horrível aconteceu. Então, ele começa a relaxar, e retoma seu antigo estilo de vida. Abandona a dieta, os exercícios físicos, os exames periódicos, os remédios.

No terceiro tempo, o paciente volta para o tratamento, anos depois, já com as complicações do diabetes estabelecidas de forma irreversível. E, então, todo o sofrimento da doença se concretiza.

Em resumo, muitos fatores podem alterar a glicemia e dar origem ao diabetes. Pode-se comer carboidratos demais e armazenar glicose em excesso, ou comer muita gordura, que vai se transformar em glicose. Pode também surgir a resistência insulínica, ou uma deficiência do pâncreas para produzir a quantidade necessária de insulina. Então, mesmo que a membrana e o receptor da célula funcionem bem, a glicose acabará por se acumular no sangue.

Muitas vezes, geralmente no diabetes de longo prazo, acontece uma associação: soma-se à resistência insulínica o início da falência do pâncreas. Nesse momento, há um descontrole do açúcar no sangue, e o indivíduo vai precisar de insulina ou mais medicamentos que aumentam a liberação de insulina. No entanto, quando a falência pancreática se torna muito intensa ou total, é preciso recorrer à insulina.

Atualmente, a maioria dos fatores que provocam as complicações do diabetes pode ser controlada com um bom tratamento. No entanto, para isso, o paciente deve se conscientizar da necessidade de se tratar, ainda que não apresente sintomas. Como acontece em qualquer doença crônica, as consequências da recusa ao tratamento são sempre graves, e, muitas vezes, irreversíveis.

Basicamente, o surgimento de complicações está vinculado a dois fatores básicos: o tempo e a qualidade do controle. Quanto mais tempo de doença, maiores as chances de surgir uma complicação; quanto melhor o controle, menores elas são. Mas há também a predisposição genética, que atravessa essas duas relações básicas, como já vimos.

> A predisposição genética é um fator presente em qualquer questão de saúde. Existe na natureza um fator protetor que garante uma resistência maior às doenças, mas nem todos dispõem dessa vantagem. Por isso, há pessoas com diabetes mal controlado que não têm complicações, ao passo que outras, mesmo com um controle rigoroso, sofrem agravamentos.

A boa notícia é que inúmeros estudos científicos demonstram que um controle intensivo do diabetes tipo I consegue prevenir até 60% das complicações, segundo dados do Diabetes Control and Complication Trial Research Group (DCCT). Isso significa que quem tem a doença e quer evitar as complicações deve ser rigoroso com alimentação, atividades físicas e medicação, além de fazer corretamente a monitorização da glicemia.

Para quem tem diabetes, o aceitável hoje é que a glicose em jejum fique abaixo de 100 mg/dL e que vá até 140 mg/dL depois da alimentação. Antigamente, se o paciente estava com 160 mg/dL de glicose, mas não estava sentindo nada, a situação era considerada satisfatória. Mas, com o conhecimento maior da doença, a tolerância do nível da glicose foi diminuindo gradativamente.

Hoje, sabe-se que, quando o paciente está bem controlado, com uma média de glicose de 90 mg/dL e passa para 120, 130 mg/dL, ele tem duas vezes mais chances de ter um infarto agudo do miocárdio. Quando a média cresce para 170, 180 mg/dL, há quatro vezes mais infarto no homem e cinco vezes na mulher. E, se houver obesidade mórbida, a taxa de mortalidade é 12 vezes maior.

A RELAÇÃO OBESIDADE/DIABETES

Hoje, estima-se que 80% das pessoas com diabetes sejam obesas. Antigamente, quando as pessoas eram mais magras, o diabetes aparecia mais por fatores genéticos, normalmente após uma crise emocional grave, um acontecimento traumático que funcionou como um gatilho para a predisposição genética à doença. Nos dias atuais, o mais comum é que o diabetes surja como consequência da obesidade. Nos EUA, o aumento da obesidade acompanha o aumento do diabetes. No Brasil, o mesmo acontece.

É claro que há pessoas magras que se tornarão pacientes de diabetes em razão de uma genética muito forte para a doença. Mas, quando uma pessoa se torna obesa, e tem uma predisposição genética para o diabetes, é muito difícil que escape da doença. O que acontece é que, quando o metabolismo da glicose é rompido e o pâncreas precisa produzir mais insulina, esta tende a aumentar a gordura circulante, infiltrando-a nas vísceras e artérias. O pâncreas passa a precisar liberar cada vez mais insulina para conseguir colocar a glicose dentro da célula e compensar o aumento do número de células gordurosas até o ponto em que entra em falência.

O fator crítico, portanto, é o ganho de peso, que acaba sendo uma sobrecarga para um pâncreas que já está geneticamente predisposto a ter diabetes. Ou seja, a obesidade antecipa o diabetes, por isso hoje se considera que a doença seja uma consequência da obesidade.

Vários fatores desfavoráveis para o metabolismo do açúcar podem levar ao diabetes. A gestação, que é um estresse metabólico, é um deles, e a mulher que tem predisposição genética tem grandes chances de apresentar a doença nesse período (diabetes gestacional). O mesmo acontece com quem usa cortisona ou sofre outros estresses orgânicos. Trata-se de um diabetes transitório, que pode ou não se tornar definitivo.

Vale lembrar ainda uma questão importante presente tanto no diabetes quanto na obesidade: a coagulação do sangue, que tem um ponto médio de equilíbrio, mas ambas as doenças tendem a desviar esse equilíbrio para a formação de coágulos nas artérias, o que pode provocar trombose e infarto.

DIABETES E CIRURGIAS BARIÁTRICAS

Já está provada a eficiência das cirurgias bariátricas no diabetes e pré-diabetes em alguns casos, principalmente no diabetes de duração mais curta. Nesses casos, em média 50% dos pacientes ficam curados em cinco anos após a cirurgia, ou seja, metade das pessoas com diabetes deixa essa condição. Com isso, são evitadas as complicações, e percebe-se uma melhora da qualidade de vida. Após a cirurgia bariátrica, pessoas com diabetes que emagrecem vão normalizar a glicose nos cinco anos seguintes. Muitas vezes, a glicose permanecerá normalizada até 15 anos depois.

Os avanços tecnológicos dessas cirurgias, como era esperado, acabaram por ampliar a sua indicação. Inicialmente, a intervenção era indicada para pacientes obesos de grau 3, mas depois se verificou que muitos pacientes com grau 2 de obesidade também se beneficiavam da cirurgia, pois assim resolviam o diabetes e a hipertensão, entre outros problemas. Hoje, alguns especialistas advogam a conveniência de fazer uma cirurgia bariátrica até em pacientes com obesidade grau 1, quando há comorbidades como diabetes ou hipertensão.

De fato, não há como negar que a cirurgia bariátrica, quando tem sucesso, é muito positiva tanto para quem tem diabetes quanto para quem tem pré-diabetes. A despeito dos riscos de desnutrição, reganho de peso, complicações cirúrgicas, hipovitaminoses e outras questões, a cirurgia é muito boa para o metabolismo da glicose, resolvendo ou diminuindo a necessidade de remédios e insulina.

Por outro lado, é inegável que está havendo um exagero nessas cirurgias, desvios de indicação. O ideal é que elas sejam feitas naqueles indivíduos que têm distúrbios metabólicos e não conseguem controlar o diabetes de nenhuma outra forma.

DÚVIDAS FREQUENTES

É possível saber se estou ou não no grupo de risco para diabetes tipo II?

A obesidade é o fator de risco mais comum, mas também pertencem ao grupo de risco as pessoas que nasceram com mais de quatro quilos ou tiveram em algum momento da vida o açúcar alto; no caso das mulheres, as que têm história obstétrica negativa sem uma causa definida, com abortos de repetição. Indivíduos que apresentaram glicose elevada após o uso de cortisona ou durante um episódio de estresse clínico, cirúrgico ou emocional também estão incluídos no grupo de risco, ou seja, são pessoas que, muito provavelmente, possuem predisposição genética para a forma adulta de diabetes.

Ter diabetes, por si só, é indicação para a cirurgia bariátrica?

Não, é um fator adicional aos que já são considerados, como IMC elevado, apneia do sono, hipertensão, esteatose hepática e falha no tratamento conservador da obesidade. Enfim, é preciso avaliar o "conjunto da obra", pois o simples fato de ter diabetes não é, por si só, uma indicação para a cirurgia.

A cura do diabetes está próxima?

A medicina vem crescendo muito a partir da engenharia, da fibra óptica, das técnicas tridimensionais e da microeletrônica. Atualmente, já é fácil imaginar que a tecnologia avance até o ponto de criar um pâncreas artificial eletrônico. Há também quem acredite que será a biologia molecular a responsável pela cura do diabetes. Existe uma grande esperança no estudo das células-tronco para a reprodução do pâncreas em pacientes diabéticos. É gratificante saber que, finalmente, a ciência começa a direcionar os seus esforços para a cura, e não apenas para o aprimoramento do tratamento da doença, que, se de um lado tem efeitos maravilhosos, de outro transforma o paciente em uma presa eterna das inovações tecnológicas e farmacêuticas. Acredito, porém, que tanto as ciências exatas quanto as biológicas enfrentarão grandes desafios na busca da cura.

CAPÍTULO 7

Diabetes tipo I

Também conhecido como diabetes infantojuvenil, imunomediado ou autoimune, o diabetes tipo I é bem menos frequente. Estima-se que, entre os que têm diabetes, apenas 10% tenham esse tipo, aproximadamente 0,5% da população mundial. É uma doença difícil, que vai acompanhar a criança por toda a vida.

O diabetes tipo I tem também um componente genético, como se sabe hoje. A doença tem início ainda na vida intrauterina, período em que o organismo do feto reconhece todas as suas proteínas e, obviamente, todos os seus órgãos, formando o sistema de histocompatibilidade, responsável pela comunicação entre os diversos tecidos do corpo. No diabetes tipo I, uma síndrome autoimune, ocorre uma falha nesse sistema: o mecanismo de identificação de proteínas não reconhece uma ou mais proteínas do pâncreas como próprias. Com isso, o sistema imunológico começa a atacá-las.

> **A principal característica das doenças autoimunes é a incapacidade de reconhecer o que é próprio do indivíduo, seja uma proteína, um tecido ou um órgão.**

Recorrendo novamente às analogias, no diabetes tipo II a reserva funcional de insulina no pâncreas atua como o amortecedor de um carro usado: ainda que não esteja em perfeitas condições, consegue evitar que o motorista sinta um tranco muito forte ao cair num buraco ou subir numa lombada. Se em certo momento do dia o açúcar no sangue aumentar, o pâncreas vai liberar a insulina para impedir que o açúcar dispare. Quando há uma tendência de queda e o indivíduo corre risco de hipoglicemia, a liberação interna de insulina é suprimida, evitando assim as oscilações bruscas.

No diabetes tipo I, não há uma reserva funcional do pâncreas, e as oscilações da glicose são mais violentas. O carro não tem amortecedor. Por isso, será preciso entrar com a insulina para criar um amortecedor artificial, para evitar que o carro caia no buraco ou capote quando bater no quebra-molas.

O diabetes infantojuvenil tem um alto impacto, pois altera a vida da família. A alimentação deve ser modificada, e é preciso estabelecer uma rotina de horários regulares para as refeições. A criança ou o jovem precisará fazer com muita frequência as aplicações de insulina e as glicemias capilares, os testes rápidos que avaliam a quantidade de açúcar por meio da análise de uma gota de sangue do dedo. A hipoglicemia grave também é mais frequente no diabetes tipo I.

Embora não seja comum, o diabetes tipo I pode surgir após os 40 anos. Certa vez, recebi uma paciente de 50 anos que não conseguia controlar o diabetes. Por meio do estudo minucioso do seu quadro (foram dosados anticorpos contra as células pancreáticas produtoras de insulina, proteínas específicas e peptídeo C para avaliar a reserva pancreática), revelou-se um caso incomum: aquela senhora, na verdade, tinha diabetes do tipo I. Nessas exceções, a doença se expressa de forma muito evidente, como é comum em crianças e jovens. Mas, assim como o diabetes tipo I pode surgir na vida adulta, também é possível encontrar o diabetes adulto em um jovem.

Em casos dúbios, é muito útil a dosagem do peptídeo C, que provém da mesma molécula que dá origem à insulina — para cada molécula de insulina é produzida uma outra de peptídeo C. Como a meia-vida da insulina é muito curta, de apenas quatro minutos, e a do peptídeo C é mais estável, sua dosagem fornece uma noção muito precisa da condição do pâncreas de produzir insulina, o que permite determinar o tipo de diabetes.

Na maioria dos laboratórios, a normalidade do peptídeo C em jejum é de 0,9 a 4 pmol/L. Quem apresenta a substância acima de 1 pmol/L ainda tem reserva, ao passo que quem apresenta de 0,5 a 1 pmol/L tem uma reserva residual, se o dado for confirmado em exames sucessivos. Mas, nas pessoas que têm níveis de peptídeo C abaixo de 0,5 pmol/L, considera-se que não há mais produção de insulina.

Assim como no diabetes tipo II, no diabetes infantojuvenil as complicações também são dependentes do tempo. No entanto, como o início da doença é mais claramente definido, sabe-se que essas complicações tendem a se tornar mais frequentes a partir de 15 anos de duração da doença. Entretanto, elas diminuem muito quando há um bom controle.

Um estudo demonstrou que, em pacientes tipo I muito bem controlados, é possível obter uma taxa de complicação renal entre 1% e 3% após 15 anos de doença, enquanto cerca de um terço de uma população de pacientes mal controlados desenvolverá lesão renal.

NOVIDADES IMPORTANTES

Embora ainda com poucos resultados, as pesquisas mais modernas sobre o pré-diabetes tipo I representam uma grande esperança para quem está no grupo de risco para a doença. Trata-se de estudos ainda incipientes, é verdade, mas há boas perspectivas em alguns centros de estudos dedicados a essa forma de diabetes, cuja prevenção envolve maior complexidade.

Como vimos, o diabetes tipo I é uma doença autoimune que começa ainda na fase fetal, quando as células beta do pâncreas são erroneamente identificadas pelo sistema imunológico. Os anticorpos não reconhecem essas células e passam a atacá-las, destruí-las. Normalmente, esse tipo de diabetes surge de forma explosiva, já que se trata de uma falência total da produção da insulina pelo pâncreas.

O diabetes infantojuvenil exige tratamento com múltiplas doses de insulina, restrições e medições constantes de glicose. Além disso, pessoas com diabetes tipo I normalmente têm uma imunidade mais baixa, sofrendo com infecções mais frequentes, graves e demoradas. Requerem uma quantidade maior de antibióticos, têm mais casos de tuberculose. A doença é mais comum em quem tem doença autoimune, e sabe-se hoje que cerca de 5% dos pacientes de diabetes tipo I também têm doença celíaca (doença autoimune causada pela intolerância ao glúten, uma proteína encontrada no trigo, aveia, cevada, centeio e seus derivados).

Muitos estudos já foram realizados a fim de evitar o surgimento do diabetes tipo I, inclusive o autotransplante de células beta, mas nenhum deles se mostrou eficaz. Por isso, famílias nas quais a doença está presente vivem uma grande preocupação, pois temem, com razão, que outros membros também sejam afetados. Pesquisas mostram que parentes de primeiro grau de pessoas com diabetes tipo I desenvolvem a doença em 5% a 6% dos casos.

Atualmente, sabe-se que é possível prevenir o diabetes tipo I em pessoas que pertencem ao grupo de risco para a doença. Tudo começa com o rastreamento de parentes de primeiro grau (pai, mãe, filhos, irmãos, especialmente os gêmeos) de pacientes que já têm a doença para avaliar se eles estão ou não dentro do grupo de risco, isto é, se apresentam uma alteração leve na glicemia e têm anticorpos contra as células pancreáticas. O objetivo é identificar os que estão no estágio de pré-diabetes tipo I e intervir para retardar o surgimento da doença ou, sempre que possível, evitar que ela se instale.

Como acontece nas doenças autoimunes, no diabetes tipo I existem vários autoanticorpos que atacam o pâncreas e a suas células beta, responsáveis pela produção de insulina. Quanto mais autoanticorpos uma pessoa tiver, maior é a chance de ela desenvolver o diabetes tipo I.

Pesquisas já demonstraram que, num grupo de indivíduos com múltiplos autoanticorpos para o diabetes tipo I, 40% vai apresentar a doença no prazo de quatro anos. Por outro lado, entre aqueles que só têm um desses autoanticorpos, apenas 3% desenvolvem a doença. As pesquisas também indicaram que o anti-IA2 desempenha um papel mais relevante no desenvolvimento do diabetes.

> **Pessoas que têm doenças autoimunes apresentam mais chances de ter diabetes tipo I, em qualquer idade.**

Existem ainda marcadores genéticos que predispõem para o diabetes tipo I e outros que protegem contra a doença. Assim, por meio de uma plataforma de avaliação dos genes, pode-se verificar se o indivíduo tende ou não a ter a doença: mais marcadores genéticos, mais chances; menos marcadores, menos chances.

Outro marcador é, evidentemente, a glicemia. Quanto mais alta, maior a probabilidade de surgimento da doença. Como no caso do pré-diabetes do tipo II, é possível medir a glicose em jejum ou fazer uma curva glicêmica para avaliar a resposta do organismo à carga de açúcar. Também é importante dosar o peptídeo C para verificar se a reserva de insulina está diminuindo.

O que há de mais promissor na área de prevenção do diabetes tipo I são os estudos de aplicação de imunomoduladores (os chamados "biológicos"), que foram inicialmente usados no tratamento do HIV e agora vêm sendo estudados para o tratamento de doenças autoimunes de maneira geral, como artrite reumatoide, psoríase e outras.

Esses novos medicamentos vieram substituir, com vantagens, os imunossupressores, que agem suprimindo de forma extensa a resposta imunológica do indivíduo, mas apresentam um risco elevado de toxicidade, podendo provocar infecções e neoplasias. Já os biológicos, fabricados por biossíntese em células vivas mediante técnicas de engenharia genética, modificam seletivamente o acionamento das moléculas imunológicas do organismo.

Os imunomoduladores representam um grande avanço em relação aos imunossupressores e os quimioterápicos e podem ser administrados no diabetes tipo I mesmo quando a doença já se manifestou, desde que ainda exista uma reserva de células pancreáticas, o que faz com que a glicose não flutue demais. O objetivo é preservar esse resíduo ou até recuperar algumas células do pâncreas.

As pesquisas com imunomoduladores para a prevenção do diabetes tipo I ainda não são uma realidade e, até o momento, estão limitadas aos centros universitários, como a Universidade Federal do Rio de Janeiro. Ainda não é possível fazer essa prevenção em consultório, mas é uma esperança para o futuro.

DÚVIDAS FREQUENTES

Em que idade surge o diabetes tipo I?

Existem duas fases de maior incidência do diabetes infantojuvenil. Nos primeiros anos de vida, os casos são raros, aumentando por volta dos seis ou sete anos de idade. Na puberdade, ocorre um novo pico de incidência da doença, que diminui após os 17 anos.

Quais são os sintomas da doença?

O diabetes infantojuvenil geralmente surge de forma bastante evidente, com sintomas acentuados. As crianças começam a ter muita sede, enfraquecem, emagrecem, sentem tonteiras e têm dificuldade de ficar em pé. Começam a urinar a todo instante e podem voltar a urinar na cama, caso já tenham deixado de fazê-lo. A respiração também muda e fica mais superficial, ofegante. Mau hálito também pode surgir, ou um hálito cetônico.

Em quanto tempo o paciente passa a precisar de insulina?

A fase de necessidade de insulina chega rapidamente. Em um mês, seis meses ou um ano, a criança ou o jovem já não produz mais insulina. Essa é a regra, embora existam casos que fogem completamente a ela.

Que tipo de diabetes é mais difícil de tratar?

Existe uma ideia equivocada de que o diabetes tipo II é mais simples, porque, em geral, não se utiliza insulina. Essa ideia é muito prejudicial, pois faz com que muitos pacientes relaxem no tratamento. Com frequência, eles se esquecem da dieta, deixam de praticar exercícios, não realizam os testes de glicemia e não tomam os medicamentos de forma adequada. A verdade é que o diabetes tipo I, apesar de mais instável, é mais simples, pois envolve apenas um fator: a falta de insulina. Essa é uma vantagem sobre o diabetes tipo II, uma doença multifatorial na qual há muitos defeitos combinados. Desde os genes até as mitocôndrias, há diversos erros no diabetes tipo II, enquanto no tipo I apenas um fator é preponderante.

Qual a forma mais simples de identificar o pré-diabetes tipo I?

Verificar a possibilidade de uma pessoa ter diabetes tipo I por meio da dosagem de seus anticorpos é bem mais simples, e qualquer bom laboratório pode fazer esse exame. Já os exames genéticos são caros, não estão ao alcance da maior parte da população.

Como funcionam os imunomoduladores?

Os imunomoduladores atuam bloqueando a ligação do anticorpo com a célula, inibindo a resposta imune e protegendo a célula contra esse ataque. São drogas que já estão disponíveis no Brasil, mas ainda são muito caras. Um tratamento pode chegar a custar entre 20 e 30 mil reais por mês.

CAPÍTULO 8

Hipoglicemia — o balizador do diabetes

O controle da glicose é fundamental no tratamento do diabetes, pois é evitando o aumento da glicemia que o paciente consegue escapar das complicações crônicas da doença. No entanto, a hipoglicemia, que é a baixa indesejada da glicose (igual ou menor que 60 mg/dL), também representa um risco muito grande para os que têm diabetes.

Quando se perde parcial ou completamente a função do pâncreas e o organismo deixa de contar com a ação eficiente da insulina, é certo que ocorram flutuações de glicose, que podem variar para mais ou para menos, em média 50 mg/dL. Assim, em uma pessoa com diabetes mal controlado que apresenta uma média de glicose de 200 mg/dL, os valores podem flutuar entre 150 e 250 mg/dL. Mas, quando se controla a glicose em torno de 100 mg/dL, o que é considerado muito bom, ela pode oscilar entre 150 e 50mg/dL. Quando os níveis de glicose baixam demais, o corpo entra em sofrimento.

A hipoglicemia normalmente desestabiliza o tratamento de quem tem diabetes, pois pode provocar desde um ligeiro mal-estar até um desmaio, que, dependendo de quando e como acontece, pode se transformar em um evento bastante grave. Uma hipoglicemia em alguém que está dirigindo um automóvel, por exemplo, representa um grande risco de acidente de trânsito. Mas toda pessoa com diabetes bem controlado está sujeita a episódios de hipoglicemia.

Em decorrência de sua importância, a hipoglicemia é o principal balizador do tratamento do diabetes. Não é raro que pacientes tenham de diminuir o nível do controle da glicose em função de um número inaceitável de episódios. Como faz parte do tratamento do diabetes, é importante que o paciente aprenda a lidar com a hipoglicemia, criando para si uma estrutura de prevenção a ela. E o conhecimento do que é a hipoglicemia é o primeiro passo para a criação dessa estrutura.

Todos nós temos diversos núcleos reguladores no cérebro, responsáveis por manter o organismo adaptado a situações adversas, como frio, fome e sede. Entre esses reguladores, existe o glucostato, um núcleo que reconhece as quedas dos níveis de glicose no cérebro. Em geral, quando a glicose chega a 50, 60 mg/dL, o glucostato é ativado. O mesmo ocorre quando há uma queda de glicose significativa num período curto. Se uma pessoa passa de 300 para 150 mg/dL em uma hora, seu glucostato também será disparado.

Nessas duas situações, o glucostato aciona uma resposta autônoma para aumentar a taxa de glicose no sangue, liberando hormônios. São eles o glucagon, o cortisol, a adrenalina, a noradrenalina e o hormônio do crescimento (GH). Cada um a seu modo, eles tentam compensar a queda da glicose bloqueando a liberação de insulina ou o seu efeito, produzindo glicose a partir de uma fonte de proteína ou gordura e liberando algum resíduo de glicose armazenado no fígado.

Essa primeira fase da hipoglicemia, denominada adrenérgica,* equivale à sensação de um estresse agudo. A pessoa fica pálida, o batimento cardíaco acelera, a pressão aumenta, há palpitação, a pele pode se tornar fria. Surgem ansiedade, sudorese, tremor e sensação de vazio. Em boa parte dos casos, a pessoa que entra em hipoglicemia consegue se refazer dessa fase adrenérgica comendo açúcar ou outro carboidrato. Por isso, pessoas com diabetes devem andar sempre com balas, um sachê de mel ou qualquer alimento doce.

Por vários motivos, o organismo pode não conseguir se recuperar e entrar em uma fase mais grave da hipoglicemia: a fase neurológica. Nela, acontece a neuroglicopenia, que é a falta de glicose nas células cerebrais. É quando o nível de glicose cai a ponto de comprometer o funcionamento do cérebro. Nessa fase, surgem os

* Adrenérgica significa "da adrenalina", substância que atua no organismo em situação de estresse. Uma manifestação motora que lembra um AVC ou convulsões pode surgir também, de forma transitória.

sintomas neurológicos da hipoglicemia, que costumam ser confusos.

A pessoa pode ficar irritadiça, agressiva ou preguiçosa, mudar completamente o seu padrão habitual de comportamento. Muitas vezes, apresenta distúrbios visuais e déficit de atenção, como se estivesse alcoolizada. Pode perder a noção de perigo e entrar em carbonarcose, o mesmo que acontece com mergulhadores que, em vez de saírem de uma situação de risco, se entregam a ela. É comum ainda a perda do raciocínio abstrato ou numérico ou a perda da fluência verbal.

Em geral, o coma em pessoas com diabetes (que é o desmaio) costuma causar um grande susto, mas não representa risco de vida, mesmo quando o paciente entra em coma profundo. Na verdade, o coma só implica risco de vida quando ocorre nos extremos da vida: antes dos 6 e depois dos 60 anos. Entretanto, crianças que têm comas hipoglicêmicos repetidos podem apresentar mais tarde deficiências no sistema nervoso, devido a lesões no cérebro. Além disso, uma pessoa que desmaia e não recebe socorro imediato pode sofrer um acidente, o que pode resultar em ferimentos graves ou até mesmo na morte. Outro ponto de atenção é que o coma, muitas vezes, pode ser confundido com o sono.

Normalmente, a manifestação neurológica costuma ser sempre a mesma para cada indivíduo. Então, se a família já conhece os sintomas, saberá como agir para uma intervenção rápida, de modo que o paciente recupere as suas funções normais. Uma das estratégias é ter sempre à mão um papel plastificado com um texto escrito em letras pequenas, que o paciente deve ler a certa distância fixa. Outra estratégia é pedir-lhe para contar de trás para a frente ou fazer operações aritméticas simples. Mesmo quando os sintomas já estão bem evidentes, é comum que o paciente negue que esteja em hipoglicemia.

Em função dos perigos que a hipoglicemia implica, existe a recomendação universal de que a pessoa que tem diabetes não pratique esportes de risco, como surfe e alpinismo, nem tenha profissões como a de mergulhador e aviador. Dirigir automóveis, por exemplo, não é proibido, mas existem regras que todos deveriam cumprir: fazer a glicemia capilar antes de dirigir para ver o nível da glicose, parar o carro se sentir qualquer alteração e ter sempre algum carboidrato à mão.

Em geral, a fase adrenérgica da hipoglicemia é suficiente para impedir a progressão para a fase neurológica, porque o paciente costuma se alimentar nesse momento. Contudo, algumas vezes a fase adrenérgica é suprimida, fazendo com que a hipoglicemia surja já na fase neurológica. Em alguns casos, o organismo reage, e a função cerebral é recuperada, mas em outros, não.

Dois mecanismos podem fazer com que o organismo perca a resposta adequada dos hormônios salvadores, que sinalizam a hipoglicemia, fazendo com que ela ocorra já na fase neurológica. O primeiro deles diz respeito à própria deterioração do pâncreas. Assim como perde as células beta, que produzem a insulina, o órgão perde também as células alfa, que produzem o glucagon, que eleva os níveis de glicose.

Na fase inicial da doença, o pâncreas pode liberar muito glucagon, concentrando muito açúcar no sangue. Com o passar do tempo, entretanto, ele deixa de ser produzido. Esse mecanismo acontece principalmente nas formas de diabetes do tipo infantojuvenil. Outras vezes, a falta do glucagon ocorre pela própria doença, que, por ser sistêmica e atingir toda a economia do corpo, afeta também o seu sistema de resposta hormonal.

O outro mecanismo que impede que a pessoa perceba que está entrando em sofrimento neurológico envolve a entrada de glicose no cérebro. Como já vimos, ao contrário das demais células, os neurônios não precisam de insulina para que a glicose chegue até eles, mas necessitam de proteínas especiais, as proteínas transportadoras.

Para preservar a função cerebral quando a glicose está baixa no sangue, o organismo ativa as proteínas transportadoras, levando mais glicose para o cérebro. Então, mesmo em hipoglicemia, o órgão permanece normal, sem estimular as respostas necessárias para dar o sinal de alarme da fase que se seguirá, quando o nível de glicose cairá de forma súbita no cérebro, fazendo com que ele entre rapidamente na fase neurológica.

DÚVIDAS FREQUENTES

É possível evitar a hipoglicemia?

Evitar episódios de hipoglicemia é uma tarefa que envolve vários aspectos, e o mais básico diz respeito aos horários da alimentação. Não atrasá-las é a recomendação básica. É fundamental para quem tem diabetes alimentar-se com regularidade, em horários fixos. Quem tem diabetes pode entrar em hipoglicemia simplesmente se atrasar o almoço ou se comer menos carboidratos para perder peso. A monitorização da glicemia também deve ser constante. Embora seja um dos maiores incômodos do tratamento, é essencial que o paciente faça a glicemia capilar com a frequência recomendada pelo médico e anote os resultados, para orientar o tratamento e diminuir o risco da hipoglicemia. Os novos sensores de glicose, dos quais trataremos mais adiante, também são um excelente recurso para ajudar a evitar a hipoglicemia.

Existe um antídoto para evitar a hipoglicemia?

Sim, o glucagon é o principal antídoto da insulina e pode ser comprado na farmácia e guardado em casa. Com uma injeção de glucagon, evita-se chamar uma ambulância ou colocar uma pessoa desacordada no carro para levá-la a uma emergência de hospital. O problema do glucagon é que ele tem um prazo de validade curto e, como o paciente não o utiliza com a mesma frequência que a insulina, acaba por não tê-lo à mão. Dessa forma, o glucagon tem pouca demanda e acaba sendo difícil encontrá-lo nas farmácias, embora não seja muito caro.

CAPÍTULO 9

Verdades e mitos sobre a insulina

Injustamente, a insulina goza de péssima reputação popular. As pessoas a veem como um recurso terminal, utilizado quando o paciente chega a um estágio crítico de sua doença. O fato de ser injetável também não ajuda. Culturalmente, detestamos injeções. E, talvez por envolver o uso de seringas, existe a crença de que a insulina causa dependência, o que não é verdade.

A realidade sobre a insulina é que ela é uma medicação fantástica, e não há razão para resistir ao uso. Especialmente hoje, quando existem as canetas de aplicação de insulina praticamente indolores.

> A insulina usada no tratamento do diabetes é idêntica à produzida pelo pâncreas. Não causa efeitos colaterais ou cumulativos e não perde sua eficiência com o uso. Não ataca o fígado, os rins ou o sangue, não provoca gastrite, erupções cutâneas ou reações alérgicas.

A insulina é um hormônio essencial, que ativa funções fundamentais no organismo: quebra a glicose, armazena o excesso, guarda a gordura e estimula, no núcleo das células, a transcrição de genes responsáveis pela produção das proteínas, que vão executar múltiplas funções no organismo.

Dizem que a insulina engorda, e isso é verdade. Por ser um hormônio anabolizante, ela aumenta os estoques de energia, as proteínas que formam a massa muscular e os depósitos de gordura. Ao começar a controlar a glicose, com comprimidos ou insulina, é natural haver ganho de peso, pois o alimento que antes era, em parte, excretado, passa a ser retido no corpo. Em média, a pessoa ganha três quilos quando começa a utilizar a insulina. Mas há também a genética, que importa muito na questão do aumento de peso no diabetes.

Em regra, quem tem diabetes infantojuvenil é magro porque o padrão biológico magro está associado ao modelo genético que predispõe àquela forma de diabetes. Já algumas pessoas obesas desenvolvem diabetes porque sobrecarregaram o pâncreas, forçando-o a trabalhar constantemente em regime de “hora extra” para dar conta do aumento de massa corporal. Mas já existe, nesse caso, um defeito combinado na produção de insulina (a deficiência do pâncreas aliada à resistência insulínica). Tanto é que, em muitos casos, a obesidade precede o aparecimento do diabetes.

> **A questão genética é observada em outros distúrbios metabólicos. No hipotireoidismo, por exemplo, espera-se que o paciente emagreça quando começa a tomar hormônios da tireoide. Mas isso nem sempre acontece porque algumas pessoas também têm predisposição genética para a obesidade. Trata-se de um fator paralelo, e não secundário, em alguns casos.**

Outro fator a considerar é que a insulina aumenta a reabsorção de sódio pelos rins. Por isso algumas pessoas ficam inchadas no início do tratamento do diabetes, em decorrência dessa ação do hormônio. No entanto, esse inchaço normalmente é revertido em pouco tempo, com o tratamento.

Ao contrário da maioria dos medicamentos, cujas doses são prescritas a partir do peso do paciente, a insulina depende da resposta individual. Há pacientes que tomam microdoses de insulina e obtêm ótimos resultados. Outros precisam de mais insulina para atingir um bom controle. Não há fórmula ou prescrição predeterminada que garanta o resultado esperado. O tratamento é baseado em tentativa e erro, a partir de uma lógica científica e experiência.

> **Se, em um dia, o paciente com determinado nível de glicose ingere uma dose específica de alimento e precisa de certa dose de insulina, isso não significa que, no dia seguinte, tudo vai funcionar exatamente da mesma forma.**

Há vários fatores que predispõem ao erro na aplicação da insulina. Em primeiro lugar, porque ela não dura quatro minutos como a insulina fabricada pelo pâncreas. A insulina injetável tem sua ação prolongada por meio da associação com outras substâncias. Algumas formas de insulina podem agir por até 24 horas, o que cria uma situação completamente diferente do processo fisiológico natural. Em segundo lugar, quando aplicada por via subcutânea, a insulina não vai direto para o fígado, onde agiria junto com a glicose. A maior parte da insulina aplicada — cerca de 85% — percorre todo o organismo, e apenas o restante, em média 15%, vai para o fígado. Esse é, certamente, um fator importante de erro no controle da glicose.

A conservação da insulina também exige alguns cuidados importantes. Ela não pode ser exposta a temperaturas nem muito altas nem muito baixas. Se colocada no congelador ou na gaveta abaixo dele na geladeira, pode congelar e ter sua eficácia comprometida. Se colocada no painel de um carro, no verão, ela também pode desnaturar.

A verdade é que ainda é precário o acerto da glicose e da insulina, e, apesar do avanço tecnológico no tratamento do diabetes hoje em dia, e que certamente oferece ao paciente uma autonomia parcial no controle da doença, a medicina ainda está longe do ideal. O que não reduz em nada as vantagens de utilizar insulina quando necessário.

Por causa de mitos e preconceitos, infelizmente, o início do uso da insulina é muitas vezes postergado entre os adultos com diabetes, o que aumenta o risco de complicações crônicas e diminui a vida útil do pâncreas. Não contamos ainda, no Brasil, com um número de especialistas proporcional ao número de pessoas com diabetes, e faltam profissionais capacitados para lidar com os casos mais complicados. Por isso, a insulina muitas vezes é utilizada apenas para evitar que a glicose suba demais ou para prevenir que o paciente entre em hipoglicemia, quando, na verdade, seu uso deveria ser otimizado para melhorar a média do controle glicêmico e a qualidade do tratamento.

> **Segundo estimativas, a cada ano, 7% dos pacientes adultos com diabetes passam a precisar de insulina. São pessoas cuja glicose atinge níveis acima de 140 mg/dL, o que coloca no grupo de risco de complicação.**

Sobre o paciente, é compreensível que ele não queira tomar a insulina. Trata-se de uma manifestação de autoproteção muito comum em doenças crônicas. No entanto, a partir de determinado ponto, não tomá-la torna-se um prejuízo, pois o paciente deixa de se beneficiar de uma estratégia muito importante para a manutenção de sua saúde. Muitas vezes, essa recusa está associada a um medo desproporcional à realidade dos fatos.

Como em tudo no tratamento do diabetes, o grande segredo da insulina é ritualizar o uso, aceitando-a como parte da rotina diária. Médico e paciente devem construir juntos, de forma cuidadosa e personalizada, um programa de prescrição para o sucesso do tratamento. Nunca se deve resistir à prescrição da insulina, isso só trará prejuízos no futuro.

Uma boa notícia para as pessoas com diabetes é a chegada da insulina de ação prolongada de uso semanal, já aprovada pela Anvisa, e que vai oferecer maior praticidade para os pacientes, reduzindo a frequência de injeções necessárias. Por lentificar o processo de liberação da insulina no organismo, a novidade de fato vai facilitar a vida de pessoas com diabetes tipo II que fazem uso do hormônio, e os resultados do controle da glicose são bem próximos àqueles do uso da insulina diária. No entanto, para os que possuem o diabetes tipo I, a vantagem do novo medicamento não é tão grande. Esses pacientes podem trocar a insulina que já utilizam por essa de uso semanal, mas terão que continuar a utilizar a insulina de ação rápida toda vez que se alimentarem ou quando a glicose subir.

DÚVIDAS FREQUENTES

Quem tem diabetes tipo II pode zerar sua produção de insulina?

Ao longo da vida, quem tem diabetes tipo II pode precisar de insulina, muitas vezes para poupar o pâncreas, já debilitado, de um esforço excessivo, que poderá levar a uma falência definitiva do órgão. Entretanto, é muito raro que ele chegue a zerar a produção de insulina. É esse resquício de funcionalidade do pâncreas que proporciona aos adultos com diabetes condições mais estáveis de controle da doença, o que é mais difícil no tipo I, em que há uma destruição total das células produtoras de insulina.

A injeção de insulina é dolorosa?

Trata-se de um mito que tem origem no passado, quando as agulhas eram grossas, mas hoje elas são siliconizadas e finas. É claro que cada pessoa tem uma sensibilidade diferente à dor, mas a maioria dos pacientes se surpreende positivamente ao aplicar a insulina pela primeira vez. Além disso, as canetas de insulina facilitaram ainda mais a aplicação do hormônio. Infelizmente, essas canetas são caras para a maior parte da população, por isso a injeção continua a ser a forma mais usada de aplicação da insulina.

CAPÍTULO 10

Outras formas de diabetes

Além das duas mais comuns — o tipo I e o tipo II —, o diabetes tem outras formas, como o diabetes gestacional (que abordaremos no Capítulo 25), o transitório e o secundário, que pode ter diversas causas, sendo a perda do pâncreas a mais comum.

Perder o pâncreas é uma situação bem diferente daquela em que o órgão perde apenas as células beta, que produzem a insulina. A perda do pâncreas pode ocorrer por remoção cirúrgica, por motivos específicos, ou em função da destruição do órgão por uma pancreatite. Como é rico em proteínas com poder de autodestruição, o pâncreas é "derretido" pela doença, como se tivesse sido derramada sobre ele uma substância cáustica. Alcoolismo, níveis muito altos de triglicerídeos e pedras na vesícula são as causas mais comuns de pancreatite.

Entre as doenças genéticas que provocam o diabetes secundário, a hemocromatose é uma das mais comuns e menos conhecidas. A doença provoca depósito de ferro na pele e nos órgãos e também atinge o pâncreas. Há também o diabetes lipoatrófico, forma genética rara da doença em que a resistência à ação da insulina é tão forte que impede a formação de tecido gorduroso. Quem tem esse tipo de diabetes fica com as veias proeminentes e os músculos bem desenhados, como um fisioculturista. Existem algumas formas de obesidade genética em que a criança apresenta excesso de peso e retardo mental, nas quais o diabetes também se manifesta.

O excesso de cortisol no organismo é outro fator que pode provocar diabetes secundário, seja por tumores na hipófise ou nas glândulas suprarrenais, seja pelo uso de drogas à base de cortisona. Aliás, diversos medicamentos podem elevar os níveis de glicose no sangue, como diuréticos, betabloqueadores usados no tratamento da hipertensão arterial e os que são utilizados na terapia contra a Aids. Por isso, muitas pessoas que têm a doença também acabam desenvolvendo diabetes.

Entre os distúrbios hormonais, alguns provocam diabetes porque aumentam a circulação de hormônios hiperglicemiantes no corpo, ou seja, substâncias que elevam a glicemia. Uma delas é a acromegalia, causada pelo excesso de hormônio do crescimento. Enquanto na infância a doença provoca o gigantismo, na vida adulta, quando as cartilagens já se fecharam, a acromegalia faz crescerem os ossos chatos, como os da bacia, da face, dos pés e das mãos.

É importante citar também as formas transitórias de diabetes, que acontecem quando o indivíduo sofre uma agressão física ou psíquica. É comum que pessoas tenham a taxa de glicose aumentada quando se submetem a uma cirurgia. Dessa maneira, como consequência de estresse físico ou psíquico, o açúcar alto é também um marcador de doenças severas, por exemplo, o câncer. O que não significa que pessoas com taxas alteradas de açúcar devam se apavorar. Há inúmeros fatores envolvidos numa única questão clínica, e cabe ao médico avaliá-las.

Ainda sobre as diferentes formas do diabetes, discute-se hoje um outro conceito da doença, que abrangeria suas formas mais brandas. São as chamadas diabetes leves, emocionais ou senis. Justamente por receberem um rótulo de "não gravidade", essas formas de diabetes muitas vezes acabam não recebendo tratamento adequado. Entretanto, elas são frequentes e, do mesmo modo, lesivas.

Muitos especialistas, e incluo-me entre eles, não gostam, sobretudo, do termo "diabetes emocional", que seria aquele causado por um grande trauma, uma perda. É quando a doença surge no indivíduo logo após a morte do cônjuge, a prisão do filho, a falência da empresa e outras experiências duras e traumáticas. Como o fator emocional foi o desencadeante, há uma tendência a achar que, como o trauma não pode ser revertido, não há o que fazer. No entanto, o fato de ter surgido a partir de um fator emocional agudo não tira da doença todos os riscos e consequências, caso não haja tratamento adequado.

A incidência do diabetes vem aumentando tanto para o tipo II quanto para o tipo I. No tipo II, esse fenômeno está relacionado com a modificação do estilo de vida e com a ocidentalização — que, em geral, envolve mais estresse, menos atividade física e maior consumo de alimentos de baixa qualidade. Um estudo famoso, realizado nos Estados Unidos com 50 mil enfermeiras magras, obteve resultados muito significativos nesse sentido.

O grupo foi acompanhado por oito anos e, ao final do estudo, verificou-se que as enfermeiras que passaram a assistir à televisão duas horas a mais por dia ou a ficar duas horas a mais sentadas se tornavam mais obesas e diabéticas. Aquelas que passaram a realizar exercícios, não necessariamente esportes, eram fisicamente mais ativas, reduziram em 34% a conversão para obesidade e diabetes.

Sobre a questão alimentar, um estudo comparativo entre grupos de japoneses e grupos de norte-americanos constatou que os japoneses comiam basicamente por necessidade biológica, nos intervalos de trabalho físico. Já entre os norte-americanos, a motivação era muito mais emocional e social. As pessoas comem porque estão estressadas, para compensar frustrações, pois o ato de comer está presente na grande maioria das atividades de lazer. Evidentemente, os japoneses apresentam uma incidência muito menor de diabetes e obesidade.

DIABETES TIPO LADA

Embora o diabetes tipo I ocorra normalmente em crianças e jovens, existe também essa forma de diabetes no adulto, a Lada, sigla para *latent autoimune diabets adult*. Trata-se do mesmo processo autoimune que se dá nas crianças e nos jovens, mas ocorre de forma lenta, tornando às vezes difícil identificar o tipo de diabetes em questão.

Suspeita-se de um caso de Lada quando um paciente com menos de 60 anos e não obeso apresenta glicemia alta e não responde às drogas orais para baixar a glicemia — é o que chamamos de falência primária do pâncreas, diferente da falência secundária, que acontece no diabetes tipo II, quando o paciente responde às drogas orais e não necessita de insulina. Quando a Lada ocorre, 70% dos pacientes vão acabar tendo que tomar insulina nos primeiros seis anos, segundo estatísticas.

Existe uma fórmula utilizada para avaliar a destruição das células beta — característica do diabetes tipo I — e a capacidade do pâncreas de produzir insulina de forma eficaz, além da resposta do organismo a essa insulina, como ocorre no diabetes tipo II. Trata-se do índice Homa, uma fórmula matemática que mede esses dois aspectos. O Homa-Beta mede a produção de insulina e o Homa-IR mede a resistência insulínica.

Esses raciocínios ajudam a conduzir o diagnóstico para o diabetes tipo I ou tipo II, mas não é tão simples.

Pode-se ter um indivíduo com diabetes tipo I que usa muita insulina, ganha peso e se torna um paciente de tipo II porque tem resistência à insulina, caso que se chama popularmente diabetes tipo I/II. E tem-se ainda o paciente de diabetes tipo II que chega à falência do pâncreas.

DÚVIDAS FREQUENTES

Existe uma explicação para o aumento de casos de diabetes tipo I?

Há várias teorias para esse fenômeno. Uma delas é o abandono do hábito da amamentação. Segundo alguns pesquisadores, o uso de leite não materno nos primeiros seis meses de vida criaria uma proteína de reação à proteína do alimento, e esta mimetizaria o anticorpo que ataca as células pancreáticas. Uma outra teoria para o aumento dos casos de diabetes tipo I sugere que a reação do organismo a alguns tipos de vírus pode atacar as células do pâncreas. Embora o pâncreas não esteja relacionado com o vírus da caxumba, por exemplo, este pode produzir uma reação no corpo que vai se refletir de forma negativa no pâncreas, a exemplo do que acontece com os tecidos da parótida e dos testículos, que têm similaridade com o pâncreas.

É muito rara a ocorrência de casos de Lada?

Casos de Lada não são raros, mas antes não era possível reconhecer essa condição com facilidade. Hoje, felizmente, o diagnóstico tornou-se mais fácil a partir da dosagem de anticorpos.

PARTE 3

Vivendo com diabetes

CAPÍTULO 11

Uma nova realidade

Receber o diagnóstico de uma doença crônica pode ser comparado a um assalto à mão armada no trânsito. O indivíduo, dentro do seu carro, não sabe se está diante de uma ameaça real. Pode acelerar e levar um tiro ou entregar o dinheiro para alguém que está apenas blefando. No entanto, se o motorista for um policial experiente, saberá como agir, porque consegue diferenciar o bandido de verdade daquele que não representa perigo algum.

O médico, como o policial, conhece o seu ofício. Quando ele recebe o paciente, sabe se está diante de uma questão realmente grave ou não. Sabe diferenciar o que é um simples estresse do que representa um problema sério de saúde. Já o paciente, como o simples motorista, não tem esse conhecimento. E quase sempre está confuso, atordoado e sofrendo, às vezes de forma desproporcional à sua real condição clínica.

Por isso, é muito importante que o paciente receba do profissional informações sobre o seu estado de maneira muito clara e no momento adequado, eliminando os medos desnecessários e fazendo a imprescindível distinção do que é o sofrimento que advém da doença daquele que tem origem em outras questões de sua vida. Considero ainda essencial que o indivíduo saiba como funciona a dinâmica da glicose e da insulina, para que entenda bem os cuidados que o diabetes requer.

A CÓPIA DA CHAVE

Em pessoas que não têm diabetes, o desenho de uma chave reproduz muito bem a curva diária de elevação da glicose. Existe uma base contínua, equivalente à quantidade de glicose que o organismo necessita para funcionar, e várias "corcovas", proporcionais principalmente à quantidade de carboidratos, de cada refeição. Por exemplo: a cada vez que comemos, a glicose vai de 80 para 120 mg/dL, retornando depois para 90mg/dL.

Quanto à curva de liberação da insulina, ela é como uma cópia dessa chave, acompanhando a curva da glicose. Há uma liberação mínima e contínua do hormônio, para a manutenção do metabolismo (a insulinização de fundo ou insulinização basal), e quantidades extras de insulina que são liberadas de forma proporcional à quantidade de carboidratos ingeridos em cada refeição. Essa insulina liberada dura o tempo de uma digestão, ou seja, cerca de duas horas. Então, nas refeições, a insulina, que era de 5 microunidades/mL no sangue, vai para 30 e volta para 10 unidades, em média.

Quando o pâncreas não funciona adequadamente, torna-se impossível fazer a cópia da chave. A glicose se eleva e não há controle. Por essa razão, é necessária a administração da insulina, mas não apenas para manter a glicose em níveis baixos. É importante que a insulinização reproduza o desenho da chave original da forma mais aproximada possível. E aí está o grande desafio do tratamento do diabetes.

Pacientes que têm um resíduo de produção de insulina pelo pâncreas (diabetes do tipo II ou tipo I na fase inicial) contam com a insulinização basal. Assim, o uso da insulina terá como objetivo a complementação desse resíduo, que, embora pequeno, é muito importante. Isso porque, quando a insulina aplicada sobrar, a interna será reduzida e até zerada, se necessário, minimizando os efeitos pontuais de um excesso de insulina, que provocam as hipoglicemias. E, quando se aplica insulina em quantidade pequena, o pouco que o pâncreas ainda pode liberar complementa a necessidade. Com isso, há uma certa estabilidade no nível da glicose.

Não é simples acertar o ponto da insulina, e médico e paciente devem trabalhar arduamente para isso. Pelo menos três meses são necessários para que se consiga, de modo satisfatório, manipular as informações, a fim de que o tratamento tenha êxito. Durante esse período, o contato entre médico e paciente deve ser frequente, para que o programa estabelecido possa ser continuamente aprimorado. Resumidamente, o médico estabelece as regras e o paciente faz o autoajuste diário. E, quando há alguma intercorrência (virose, gastrite, estresse, febre, entre outras), o médico estabelece um outro modelo temporário de tratamento.

Uma boa novidade para quem precisa de insulina são as canetas de aplicação com microagulhas, que vieram substituir com vantagens as ampolas e seringas. Elas são mais práticas, permitem uma aplicação mais indolor e são discretas, evitando embaraços quando o indivíduo precisa aplicar a insulina em público.

A caneta de insulina, que desde 2018 é distribuída pelo SUS, só não é indicada para pacientes que utilizam doses muito altas de insulina em função da capacidade da caneta. Cada frasco de insulina injetável tem 10 mL, já a caneta tem capacidade para apenas 3 mL do hormônio.

Outra vantagem das canetas de insulina é que elas permitem a associação de outros remédios, como os agonistas do GLP-1. Isso faz com que o tratamento se torne muito mais prático para a maioria das pessoas com diabetes do tipo II, que em grande parte são obesos.

OS TIPOS DE INSULINA

De forma generalizada, existem quatro tipos mais usados de insulina: a de depósito (NPH), que, em tese, dura

24 horas, embora na prática a sua duração seja bem menor, de 16 horas em média; a análoga da insulina de depósito; a insulina de ação rápida ou regular; e a análoga da insulina rápida, a ultrarrápida. O sistema público de saúde fornece gratuitamente a insulina de depósito NPH e a rápida.

> **As insulinas análogas são insulinas mais modernas que produzem melhores curvas de ação, um perfil de entrada no sangue mais adequado. Embora não sejam perfeitas, nem representem a solução definitiva, elas simulam de forma mais próxima o funcionamento normal e, por isso, resultam em menos hipoglicemia. Entretanto, são mais caras.**

A NPH tem uma curva de ação muito acentuada, demora muito para agir, tem um pico acentuado e cai bruscamente. Isso cria um descompasso no tratamento, que pode levar às hiper e hipoglicemias. Por exemplo, se o paciente acorda pela manhã e aplica a insulina, ela demora quatro ou cinco horas para surtir um bom efeito. Com isso, no café da manhã, o açúcar vai subir porque ainda não houve tempo para que a insulina começasse a agir de modo eficaz. E, se o paciente não fizer a colação, aquela pequena refeição no meio da manhã, antes do almoço, ele terá insulina demais, o que o expõe ao risco de hipoglicemia. Com o análogo da insulina de depósito, a curva não é tão acentuada. Ela é mais achatada e forma uma espécie de platô, que é mais segura para o paciente, funcionando como insulinização de fundo, basal.

A insulina de ação rápida ou regular e sua análoga (ultrarrápida) são utilizadas para formar as "elevações" da curva da glicose — as chamadas "corcovas" da chave —, acompanhando os picos glicêmicos provocados pelas refeições. Enquanto a rápida deve ser aplicada meia hora antes das refeições, a ultrarrápida pode ser usada imediatamente antes de comer, o que facilita muito a rotina do paciente e melhora o resultado do tratamento.

O CONTROLE INTENSIVO

Embora o diabetes envolva diversos aspectos, o controle da glicose é fundamental, pois é evitando a hiperglicemia que o paciente consegue escapar das complicações crônicas da doença.

É importante que o tratamento seja planejado de forma a manter o nível da glicose menor do que 100 mg/dL no jejum e até 140 mg/dL depois da alimentação, salvo em situações clínicas em que isso é reconhecidamente inviável. No entanto, por motivos estruturais, é comum que pessoas vivam durante anos, às vezes décadas, com níveis médios de glicose de 140, 200 e até 300 mg/dL.

Quando se está com a glicose alta, o envelhecimento do organismo é acelerado porque essa situação promove a morte das células, o que se chama de apoptose. Por isso, diz-se que há um descompasso entre a idade cronológica e a idade biológica no diabetes. Se o entupimento de uma artéria é comum quando se atinge os 70, 80 anos, por exemplo, o distúrbio pode ocorrer bem mais cedo, por volta dos 40 ou 50 anos, quando se tem diabetes.

Um dos mais significativos estudos sobre controle intensivo de diabetes foi realizado na década de 1980, com um grupo de 1.440 jovens acima de 13 anos de idade. O grupo foi distribuído por diversos serviços de cuidados com diabetes em centros universitários nos Estados Unidos e no Canadá. Nesses centros, alguns jovens receberam o tratamento convencional, enquanto outros foram tratados de forma intensiva, com o apoio de programas de educação em diabetes. O controle convencional acontece quando se aplica insulina de uma a duas vezes ao dia; durante o controle intensivo aplica-se insulina três a quatro vezes ao dia e realiza-se o teste de glicemia quatro vezes ao dia.

Os resultados obtidos foram tão extraordinários que precipitaram o fim da pesquisa. Depois de nove anos, verificou-se que as complicações oculares, renais e neurológicas diminuíram entre 50% e 60% nos jovens que haviam feito o controle intensivo do diabetes, em comparação ao tratamento convencional. E o estresse psíquico, que era a maior preocupação dos pesquisadores, não se evidenciou. No conjunto, a qualidade de vida dos jovens melhorou com o controle intensivo, segundo os testes aplicados.

Para quem lida com diabetes, esse estudo tem um significado muito importante, que nunca deve ser subestimado. Em um grupo de mil pacientes jovens, se 80% teriam uma neuropatia, o controle intensivo da glicose pode reduzir esse número para apenas 40% da população. Se 35% dos pacientes teriam insuficiência renal, esse número pode ser reduzido para 17% com um tratamento primoroso. Trata-se de um impacto muito significativo.

Na verdade, estudos mais antigos já haviam apontado para os benefícios do controle intensivo. Quando não existia ainda insulina de longa duração, tampouco formas práticas de monitorar a glicemia, não restava ao paciente outra alternativa a não ser fazer várias aplicações de insulina ao dia. Dessa forma, ele acabava praticando um dos pilares do controle intensivo. Com isso, as complicações crônicas eram menos frequentes do que atualmente.

DÚVIDAS FREQUENTES

É difícil ajustar a insulina?

Depende de muitos fatores, entre eles, o conhecimento do paciente. Um erro bastante comum em quem utiliza insulina é o ajuste retrógrado. Muitas pessoas veem que a glicose está alta na hora do café da manhã e aumentam a insulina nesse horário. No entanto, se a glicose estiver alta, não é por causa da insulina, porque ela nem foi aplicada. Além disso, a insulina não faz efeito para trás, só para a frente. Em geral, é a insulina da noite que precisa ser aumentada. Quando a pessoa aumenta a insulina no café, corre um risco maior de ter hipoglicemia antes do almoço. E, então, a glicose e a insulina começam a trabalhar em zigue-zague.

Que tipo de insulina é usada nas bombas de insulina?

Usa-se a do tipo ultrarrápida, pois a bomba tem precisão para simular a insulinização basal, calculada de acordo com a dose prevista para o paciente. Se são necessárias 24 unidades de insulina por dia, por exemplo, o aparelho infunde 1/60 de uma unidade por minuto, totalizando uma unidade por hora. Essa quantidade ínfima é praticamente toda absorvida à medida que é liberada e, com isso, não há depósito de insulina. Na hora das refeições, o paciente faz a glicemia capilar e acrescenta a essa informação um outro número, que ele calcula a partir de uma pequena tabela que deve carregar consigo, a tabela de carboidratos. Basta digitar na bomba o valor da insulina que seu organismo deve receber.

Qual o tratamento ideal para os pacientes que não utilizam a bomba de insulina?

Para esses, que são a maioria, é possível utilizar dois análogos da insulina: de depósito e ultrarrápida. A maioria dos pacientes toma a insulina de depósito apenas uma vez ao dia, e como suas curvas não são muito acentuadas, o controle é melhor. Às refeições a insulina de ação ultrarrápida reproduz as "corcovas" da chave de forma mais aproximada, utilizando os dados fornecidos pelos exames de glicemia capilar e pela contagem de carboidratos. Pode-se ainda utilizar a insulina de depósito NPH, a que tem distribuição gratuita pelo SUS, mas a dose diária é dividida em três aplicações ao longo do dia. Com isso, simula-se melhor a insulinização basal. Às refeições aplica-se a insulina de ação rápida ou ultrarrápida.

Qual o programa de insulinização mais utilizado no Brasil?

É o que utiliza a NPH e a insulina rápida, que são gratuitamente distribuídas pelo sistema público de saúde. A primeira é aplicada duas vezes ao dia: antes do desjejum e do jantar. E, quando a glicose aumenta muito, usa-se a insulina rápida. Embora esse padrão possa ser utilizado em casos especiais, nos quais o controle não deve ser por demais rigoroso, é claro que ele é o mais deficiente, pois se a insulina ficar concentrada em determinados horários, terá uma distribuição irregular. O paciente em geral não entra em hipoglicemia, mas vai estar sempre com a taxa de açúcar muito alta.

CAPÍTULO 12

As novidades no tratamento

Na maioria das vezes, quem tem diabetes e se dispõe a tratar de sua doença chega ao consultório acreditando que será inexoravelmente destruído por ela. E, de fato, há um fundamento histórico nesse imaginário assustador. Durante muito tempo, a doença foi vista como um mal estático, uma fatalidade contra a qual o paciente nada poderia fazer, a não ser esperar por sua dramática evolução.

Essa ideia foi, inclusive, o que mais me estimulou para a especialização em diabetes durante a minha formação médica. Nunca me deixei convencer de que a doença era mais forte do que o indivíduo. Sempre acreditei que algo poderia ser feito, como os avanços da pesquisa e a mudança de atitude em relação à doença viriam a comprovar.

A tecnologia tem proporcionado facilidades imensas para as pessoas com diabetes, como se vê na questão fundamental do monitoramento da glicemia. Hoje temos glicosímetros que podem registrar os exames feitos, armazená-los e transformá-los em gráficos. Com isso, é possível acompanhar o perfil glicêmico do paciente ao longo das diferentes horas do dia, da semana ou, do mês. Os dados podem ser armazenados, impressos ou transferidos para programas de computador desenvolvidos especificamente para o acompanhamento do diabetes.

> **Atualmente, os glicosímetros são distribuídos pela rede pública de saúde, junto com as fitas reagentes e lancetas, para pacientes com diabetes tipo I, tipo II insulino-dependentes e diabetes gestacional.**

Ainda mais formidáveis são os sensores de glicose, que podem ser considerados uma das maiores novidades para quem convive com o diabetes. O sensor é composto de uma espécie de botão plástico que pode ser fixado no braço ou na barriga do paciente. Com o auxílio de uma agulha bem fina, é aplicado na pele um microcapilar que capta o fluido intersticial — o líquido entre as células — e informa em tempo real as medidas de glicose por meio de um aplicativo instalado no aparelho celular da pessoa com diabetes. Com a praticidade que o sensor oferece, é possível fazer várias medições por dia e criar um padrão muito mais detalhado e informativo para o controle da glicose.

Existe ainda a possibilidade de acoplar os sensores de glicose às bombas de insulina de última geração, chamadas bombas híbridas ou pâncreas artificial. A informação do sensor de glicose vai para a bomba via Bluetooth, e assim a bomba pode liberar a insulina de acordo com o algoritmo da glicemia informado pelo sensor. Se a glicose sobe, a bomba infunde mais insulina; se surgir uma tendência de queda da glicemia, a bomba para de infundir a insulina. E se a glicose se estabiliza, a bomba retoma o ritmo normal.

> **Lançada no mercado há cerca de vinte anos, a bomba de insulina trabalha com um pequeno reservatório do hormônio, que é liberado minuto a minuto, continuamente. Na hora das refeições, o paciente aplica uma dose extra para compensar o carboidrato consumido. Além de cara, a bomba de insulina requer habilidade com tecnologia, razões que fazem com que muitas pessoas com diabetes não a utilizem.**

A bomba híbrida, no entanto, não funciona de forma totalmente automática. É preciso informar manualmente a quantidade de carboidratos consumida em cada refeição, para que o sistema possa calcular previamente quantas unidades de insulina serão necessárias, o que exige do paciente um conhecimento mais avançado e disciplina.

Especialmente no caso de diabetes infantojuvenil, ou tipo I, em que a glicose sobe e cai com muita facilidade, as novas tecnologias são valiosas. Com elas, é possível manter a glicemia na faixa entre 70 e 180 mg/dL em

80% ou 90% das vezes, evitando as hipoglicemias. Obviamente, essa faixa-alvo é mais ampla do que a de um indivíduo que não tem diabetes, cuja variação glicêmica costuma ficar entre 70 e 120 mg/dL, mas já é um grande avanço no tratamento.

Não adianta, entretanto, colocar o sensor e fazer apenas três testes por dia. Dependendo do caso e da situação, o paciente terá que fazer muitos testes diários. Se a pessoa tem tendência a ter hipoglicemia de madrugada, por exemplo, será preciso passar o celular sobre o sensor de madrugada, de forma a ajustar a medicação para o horário em que ocorre a hipoglicemia.

É importante notar, no entanto, que os sensores de glicose não dispensam o uso dos glicosímetros, pois estes fornecem uma medição mais exata. O ideal é parear as duas medidas uma ou duas vezes por dia.

A MEDICAÇÃO ORAL

Também houve um avanço extraordinário nesse aspecto, como vimos com os agonistas do GLP-1, que não apenas controlam a glicose, mas também contribuem para a diminuição do peso. Além disso, atualmente, contamos com novas moléculas, como a dapagliflozina, que possibilita a eliminação da glicose pela urina e pode ser usada também associada a outros remédios, potencializando o seu efeito e protegendo contra as doenças cardiovasculares.

Trata-se de uma combinação de medicamentos para diabetes em um único comprimido, o que é fantástico para quem não gosta de tomar muitos medicamentos. Existem outros comprimidos do mesmo grupo que também promovem a eliminação de açúcar pela urina, mas sua desvantagem é o aumento do risco de infecção urinária, especialmente em mulheres.

Além desses, há quatro grupos principais de substâncias para o tratamento do diabetes, com ações distintas. O primeiro é o de acarbose, que inibe a enzima alfa-glicosade, responsável pela passagem do açúcar do intestino para o sangue. Ao bloquear a ação dessa enzima, a acarbose diminui os níveis de açúcar no sangue. A medicação não causa danos ao cérebro, aos rins, ao fígado, nem interfere na formação do sangue, não provoca hipoglicemia e não é cara. No entanto, sua eficácia é limitada. Além disso, um número significativo de pessoas tem intolerância digestiva, gases e dores intestinais ao utilizá-la.

> **A acarbose foi estudada por mais de vinte anos como uma droga promissora no controle do diabetes, mas não se mostrou eficiente para um número expressivo de pacientes. Hoje, a acarbose é usada na prevenção do diabetes, no pré-diabetes e em situações médicas específicas.**

O segundo grupo de medicamentos é o dos secretagogos, que aumentam a secreção de insulina pelo pâncreas. Dentro desse grupo há duas substâncias principais: as sulfas (sulfonilureias), as mais antigas e mais utilizadas no Brasil, e as glinidas, um grupo mais novo de substâncias. As sulfas funcionam, são potentes e baratas, mas causam aumento de peso e levam a muita hipoglicemia. E não é raro que o paciente tenha de deixar de usá-la por causa do aparecimento de placas vermelhas, urticárias na pele ou intolerância digestiva. No entanto, o maior problema com as sulfas é que elas, com o tempo, deixam de funcionar, porque as células pancreáticas vão morrendo.

> **As sulfas são a droga preferencial para os pacientes de meia-idade, magros e com glicose um pouco alta, até 200 mg/dL. Já nos indivíduos obesos, em geral costuma-se, antes da indicação das sulfas, normalizar a glicemia com o uso de insulina a fim de reverter a questão da toxicidade da glicose.**

As glinidas, também do grupo dos secretagogos, aumentam a secreção de insulina pelo pâncreas e são mais fisiológicas, além de causarem menos hipoglicemia. Contudo, são menos efetivas e potentes, e mais caras. Por isso, sua indicação fica restrita a pacientes com maior poder aquisitivo, que não estejam descompensados e que sejam mais velhos, ou seja, aqueles para os quais a hipoglicemia representa um risco mais sério.

O terceiro grupo de substâncias é o das biguanidas ou metiformina, que diminuem a entrada no sangue do açúcar proveniente do fígado, diminuindo a taxa de quebra do glicogênio estocado no órgão. A biguanida seria a droga de primeira escolha nos pacientes obesos com resistência à ação da insulina. Ela sensibiliza os receptores da insulina que estão nas membranas das células, para que a insulina liberada pelo organismo possa agir melhor.

O efeito localizado da biguanida no fígado é excelente porque o paciente não ganha peso. Alguns estudos, inclusive, sugerem que a droga induz a perda de peso, favorecendo a eliminação da gordura acumulada no fígado. Além disso, trata-se de um medicamento barato e potente. No entanto, cerca de 20% a 30% dos pacientes apresentam intolerância digestiva no tratamento inicial com a biguanida. E em 10% desses casos é preciso interromper o uso da medicação devido aos efeitos colaterais.

> **Para usar comprimidos, quem tem diabetes deve passar por uma avaliação detalhada do seu estado de saúde, porque as complicações comuns da doença, sobretudo a renal, podem inviabilizar o uso de alguns medicamentos.**

Por causa de sua ação sobre a gordura do fígado, a biguanida pode ser utilizada em casos de lesões hepáticas leves. No entanto, nos casos em que o fígado está muito lesado, a droga é contraindicada. Isso porque a biguanida aumenta a produção interna de ácido lático, substância tóxica que precisa ser neutralizada por pulmões, fígado e rins em pleno funcionamento. Como o diabetes ataca preferencialmente os rins, e considerando que muitos pacientes também apresentam, de forma oculta, casos de enfisema pulmonar, insuficiência hepática e cirrose, seu uso deve ser cuidadoso. A maior consequência da não neutralização do ácido lático é uma situação grave de acidose lática, que pode levar à morte.

O quarto grupo de medicamento é o das glitasonas. Essas substâncias agem no DNA das células aumentando a produção das proteínas transportadoras, aquelas que levam a glicose para dentro das células a fim de que seja metabolizada. A glitasona vai agir principalmente nos tecidos adiposo e muscular e um pouco menos no fígado. Com o uso dessa medicação, a mesma quantidade de insulina terá maior eficácia, pois a resistência à ação do hormônio vai diminuir.

A glitasona tem ainda uma grande vantagem adicional: ela previne o entupimento das artérias. Por isso, é a mais indicada para os pacientes coronariopatas, cardíacos. E, nesse caso, a ação benéfica sobre o coração é direta, e não consequência da redução do açúcar. Entretanto, a droga não deve ser utilizada em quem tem insuficiência cardíaca, pois pode provocar retenção de líquidos. Enquanto nos demais pacientes o problema é resolvido com doses baixas de diurético, naqueles com insuficiência cardíaca o aumento de líquido pode precipitar a falência do coração. Considerando-se os prós e os contras, o fato é que a glitasona representa um benefício muito significativo para a imensa maioria dos indivíduos com diabetes.

Existe, portanto, uma boa variedade de drogas que podem ser usadas no controle da glicose. No entanto, é muito importante que esses medicamentos, tanto os antigos quanto os mais recentes, sejam utilizados com critério, e não apenas para postergar uma necessária introdução da insulina no tratamento, o que coloca o paciente num grupo de alta probabilidade de ter complicações graves. Além disso, o tratamento deve ser sempre individualizado.

OS EXAMES

Além da monitorização da glicemia e dos medicamentos, o controle do diabetes também depende de exames regulares, como acontece em toda doença crônica. Entre os exames importantes para o diabetes existe o da hemoglobina glicosilada (ou glicada), que fornece a média da glicemia nos últimos dois ou três meses, assim como a frutosamina, que dá a média da glicemia nos últimos 15 dias.

> **A hemoglobina glicosilada e a frutosamina são marcadores que revelam um importante panorama da situação metabólica do paciente e servem para conscientizá-lo sobre os progressos de seu tratamento. No entanto, a interpretação dos resultados cabe exclusivamente ao médico.**

Na hemoglobina glicosilada, o resultado de uma pessoa que não tem diabetes deve ficar entre 4% e 6%. Se o paciente obtiver 8% como resultado, pode ser levado a acreditar que está tudo sob controle, já que 8 é bem próximo de 6. No entanto, um outro raciocínio pode lhe mostrar que não é bem assim. Se tomarmos o resultado 5% como média, podemos considerar que 10% dessa média equivale a 0,5%, e 20% equivalem a 1. Se o paciente está com 8%, na verdade está 60% acima da média de uma pessoa que não tem diabetes, o que é muito.

Ainda sobre exames, desde 2003, contamos com o chamado "*holter* da glicose", ou sensor de monitorização contínua da glicose, que fornece dados preciosos para o tratamento. Essa tecnologia permite ao médico sobrepor uma parcela considerável das dificuldades existentes no controle da glicose, considerando que não há como determinar a reserva de açúcar no fígado ou nos músculos, as condições de metabolização dos nutrientes, a capacidade de absorção do intestino e mais diversos fatores que influenciam no comportamento da glicose.

A tecnologia utiliza a excelente correlação que há entre os níveis de glicose do sangue e do tecido subcutâneo, oferecendo 288 medições de glicose ao dia. Trata-se de uma ferramenta muito eficaz para o aperfeiçoamento do programa de tratamento, pois permite ao profissional abrir a "caixa preta" do controle glicêmico, ainda que os dados não sejam lidos em tempo real.

Um pequeno eletrodo é inserido sob a pele do paciente para converter a glicose local em sinais elétricos mensuráveis. O índice glicêmico da pessoa é avaliado a cada dez segundos, e a média deles é registrada de cinco em cinco minutos em um monitor portátil, perfazendo as 288 medições de glicose diárias. Cabe ao paciente fazer um número estabelecido de testes de dedo e anotá-los em um relatório, no qual também deverá anotar horários de alimentação, sono, atividade física e outros eventos do seu dia a dia.

Ao final de dois ou três dias, o paciente volta à clínica e é feito o *download* das informações que estão contidas no monitor para um computador, no qual um *software* desenha as curvas de evolução da glicemia e emite gráficos que relacionam os índices com os eventos diários do paciente. Dessa forma, a monitorização contínua da glicose fornece ao médico uma base de dados confiável.

> Apesar do advento dos sensores de glicose, o *holter* de glicose continua a ser utilizado, acoplado à bomba de insulina.

A monitorização contínua representa um grande avanço em relação à dosagem da frutosamina ou da hemoglobina glicosilada porque permite detectar com muito mais exatidão o comportamento da glicose. Em muitos pacientes que apresentavam um nível normal de hemoglobina glicosilada, esse exame tem revelado variações importantes — com períodos de hiperglicemia e hipoglicemia ao longo do dia —, o que pode ser ainda mais prejudicial à saúde.

> Tem-se visto um número significativo de pacientes que durante a noite fica em estado de hipoglicemia, o que é um risco. Com os dados da monitorização contínua, o profissional pode intervir no tratamento para que isso não aconteça mais.

O único inconveniente do sensor de monitorização contínua da glicose é certamente o preço, inviável para a maioria dos pacientes. É mais uma demonstração de que a questão econômica tem grande importância no tratamento do diabetes. Na verdade, todos os medicamentos e tecnologias que surgiram nos últimos anos custam caro.

A boa notícia é que os obstáculos financeiros do tratamento do diabetes podem ser superados quando o indivíduo adota uma atitude responsável sobre a sua saúde. O que se verifica é que, apesar da precariedade dos métodos de controle da glicose do passado, muitos pacientes daqueles tempos estão muito bem agora, vivendo sem complicações. Ao passo que pacientes de hoje, que contam com tecnologias que facilitam o controle, mas não os utilizam, dificilmente alcançarão, no futuro, uma qualidade de vida melhor, sem complicações crônicas. O fato real é: mais importante para o sucesso do tratamento do que qualquer tecnologia são a postura e o comprometimento do paciente frente ao diabetes.

DÚVIDAS FREQUENTES

Existe uma quantidade ideal de vezes para medir a glicose?

Depende do caso e de vários fatores. Pacientes que fazem uso de insulina precisam monitorar a glicemia com mais frequência, especialmente se o diabetes estiver descompensado. O diabetes tipo I também requer mais glicemias ao longo do dia, assim como na gestação. Em todos os tipos de diabetes, sempre serão necessárias mais medições no início do tratamento.

De que forma a idade influi nas restrições do diabetes?

Entre os inúmeros aspectos que o médico terá de observar, a idade do paciente é um critério muito importante e todas as limitações, regras e sacrifícios que o diabetes impõe devem passar por esse crivo. Em crianças e jovens, o investimento no controle da glicose tem de ser intenso porque sua expectativa de vida é muito grande. É preciso rigidez, até porque o diabetes tipo I é mais instável. Contudo, é preciso também investir nos aspectos emocionais, para que o jovem construa uma base sólida que lhe permita tomar as decisões certas sobre sua saúde. Em pacientes com idade mais avançada, o rigor no tratamento deverá se adequar à expectativa de vida do paciente, sem exigir dele sacrifícios extremos e injustificáveis. Ainda que a rotina tenha de ser alterada para uma qualidade de vida melhor, é importante que o médico e a família tenham sensibilidade para perceber quais são as áreas de gratificação do paciente, a fim de preservá-las quando possível.

Por que é importante parear a glicose informada pelo sensor e pelo glicosímetro?

Porque pode haver defasagem nas medições, o sensor pode dar um valor mais baixo do que o real. Então, comparando o teste do sensor com o teste do glicosímetro se obtém uma informação mais adequada. O teste de dedo ainda é mais confiável que o sensor de glicose.

CAPÍTULO 13

A questão comportamental

Em meu primeiro livro, abordei com muita veemência a importância de termos, no Brasil, centros especializados no tratamento de diabetes, que infelizmente só existem em alguns países mais desenvolvidos. São locais onde equipes multidisciplinares fazem a educação para a doença, onde as pessoas aprendem tudo que devem saber para ter qualidade de vida com o diabetes: a importância das glicemias capilares, a administração correta da insulina e outras informações essenciais sobre alimentação e exercícios físicos. Além de tudo isso, as pessoas convivem com outras que têm a mesma condição, trocam experiências, e assim, vão vivendo cada vez melhor.

Dezesseis anos se passaram e praticamente nada mudou. Não temos uma cultura de educação em diabetes e continuamos a ver pacientes cometendo erros primários, como aplicar a insulina de forma intradérmica, como se fosse uma vacina, ao invés de aplicar a agulha na gordura debaixo da pele. A maioria dos pacientes não faz suas glicemias capilares na frequência em que deveriam e alguns sequer sabem o que é correto fazer para evitar as perigosas hipoglicemias.

A prevenção da doença também é muito deficiente, apesar dos impressionantes números do diabetes em nosso país. Até mesmo programas de rastreamento, que poderiam evitar que pessoas com pré-diabetes evoluíssem para a doença de fato, são praticamente inexistentes, como já comentei.

Tudo isso faz recair sobre o paciente a responsabilidade sobre o próprio tratamento. Mas, infelizmente, é muito comum que se negligencie a própria saúde. Há pacientes que simplesmente negam a doença e vivem como se ela não existisse e muitos dos que reconhecem a doença não adotam uma postura realista. Além disso, o diabetes oferece uma série de artifícios com os quais o paciente pode driblar o tratamento. É quando o paciente tenta enganar o seu médico, e na verdade está enganando a si próprio.

A verdade é que, no diabetes, a questão comportamental pode suplantar as dificuldades comuns do tratamento, muitas vezes de forma surpreendente. Acompanho uma paciente que se tornou paciente de diabetes quando criança. Sua infância foi árdua, precisando ser internada com frequência. Na adolescência, ela deu muito trabalho para sua mãe, que tentou isolá-la, levando-a para morar em outra cidade. Durante quase vinte anos, consegui poucos resultados com essa paciente, era muito difícil fazer com que entendesse a importância do tratamento.

Até que ela engravidou, o que foi um grande susto para a sua família, e para mim, porque uma gestação no diabetes merece cuidados redobrados. Então, algo inesperado aconteceu. Minha paciente ficou completamente controlada, como jamais estivera. E teve seu bebê muito bem. Surpreendentemente, ela fez do seu filho um motivo para cuidar de sua própria saúde e, com isso, a vida renasceu para ela.

Nesse caso, que acompanho até hoje, fiz tudo que estava ao meu alcance, mas não consegui resultados. Mas toda a angústia que senti durante vinte anos com ela, tentando fazer com que aceitasse a sua doença e se cuidasse, foi resolvida com muita simplicidade, pela própria natureza. Nenhum dos argumentos que utilizei foi tão eficaz quanto o seu instinto de mãe.

Até mesmo nas questões mais práticas é possível perceber a importância da questão comportamental no diabetes. A compra de uma bomba de insulina, por exemplo, não é algo corriqueiro. É uma tecnologia que custa muito caro e requer desenvoltura de raciocínio e intimidade com aparelhos computadorizados, mas também exige comprometimento e disciplina. No entanto, há pacientes de diabetes que compram a bomba, mas não fazem as glicemias capilares na frequência necessária.

> **Usar bomba de insulina e não se comprometer com o tratamento é como ter um Jaguar e não saber dirigi-lo. O carro pode ser maravilhoso, mas se o motorista não for habilidoso, pode bater no primeiro poste, enquanto quem tem um carro popular e sabe otimizá-lo pode rodar por anos, sem problemas.**

É preciso entender que estamos sempre em movimento espiral na vida, para cima ou para baixo, e é comum que pessoas acometidas por doenças crônicas se deixem levar pela espiral descendente, acabando no fundo do poço. Elas podem se sentir incompetentes frente aos desafios da vida, que são muitos. No entanto, é justamente esse o maior desafio de quem tem uma doença crônica: reverter o movimento descendente da espiral, interrompendo o processo de isolamento, autopiedade, medo e culpa.

Trata-se de um trabalho árduo, que exige muito dos pacientes, os quais, compreensivelmente, se fragilizam quando se veem frente a um desafio tão grande como uma doença crônica. Mas é um movimento necessário, fundamental. É preciso retomar o movimento ascendente da espiral porque a vida continua e a doença também tem algo de positivo para acrescentar à sua vida.

Ter diabetes e superar a doença, ou seja, manter a qualidade de vida apesar das limitações, obrigatoriamente fará com que o indivíduo se conheça melhor, que tenha mais domínio sobre si, que se torne mais forte. Com isso, terá constituído uma base muito sólida em sua vida, que nada nem ninguém conseguirá derrubar.

A vida nos exige força a todo momento, e para quem tem diabetes essa força tem de ser redobrada, pois já se está em desvantagem. E não há ganho algum em abrir espaço para as lamentações ou a autopiedade, pois cabe a cada um resolver as suas próprias questões. Médicos, amigos e parentes podem ajudar, o que é muito bom, mas a força maior deve vir de dentro de nós.

É claro que não é fácil ter uma doença crônica em nosso país. Por isso, cabe ao médico fornecer todo o suporte ao seu paciente. E suporte, nesse caso, equivale a encontrar uma pessoa que está carregando uma mala pesada e segurar em seu braço. A mala fica mais leve, mas é a pessoa que tem de carregá-la. O médico tem uma possibilidade ímpar de se inserir no universo do paciente, pois as doenças são sempre uma janela para a alma do ser humano.

Por essa razão, técnica e sensibilidade devem andar juntas, pois existe uma parcela de responsabilidade que cabe apenas ao paciente. E essa parcela, que inclui o autocuidado, é essencial ao sucesso do tratamento. Não há nada mais gratificante para o médico do que constatar que seu paciente está empenhado de verdade em melhorar, em viver bem, apesar das reestruturações de vida que se fazem necessárias.

Pessoas com diabetes têm uma participação muito ativa em sua melhora e devem assumi-la. Quando o fazem, facilitam o movimento ascendente, tornam-se mais abertas às experiências e passam a procurar o que há de melhor na vida. Elas se transformam em pessoas melhores porque superaram dificuldades e aprenderam com elas a utilizar sua parcela de poder.

> **Certamente, não é fácil ter diabetes. A doença exige mudanças, sacrifícios e coragem. No entanto, ela também proporciona ao paciente o acesso a um território até então desconhecido, onde residem sua vontade, sua autodeterminação e sua capacidade de suplantar desafios.**

Tenho um paciente que representa tudo isso e, não por coincidência, é uma das pessoas mais felizes que conheço. Ele nasceu pobre, se formou em Direito, além de ser um excelente massagista. Casou-se, teve filhos, separou-se e voltou a se casar. É o único dos irmãos com curso superior, e por isso seu pai costuma dizer que entre os seus filhos ele é o único que enxerga. E esse paciente é cego.

Não quero dizer com isso que ser cego é bom. Cada um tem as suas dores e as conhece muito bem. Mas esse paciente, que, aliás, ficou cego na infância, não em decorrência do diabetes, nunca deixou que sua limitação fosse empecilho em sua vida. Assim como ele, várias pessoas que ficaram cegas, mas não se deixaram abater pela depressão, seguem vivendo e se adaptando, porque descobriram que a vida não acabou.

Quem tem diabetes tem de romper a barreira do isolamento, seja idoso, cego ou amputado. Tenho pacientes paraplégicos que nadam e avós que cuidam dos netos e são peças fundamentais na dinâmica da família. E não faltam exemplos de pessoas com deficiências que estão à frente de belíssimos projetos sociais, gente com problemas graves de saúde que fazem a diferença e contribuem para transformar o mundo em um lugar melhor.

Quem tem deficiência visual vai precisar de apoio, e a família deve estar ao seu lado, mas cabe a ele usar plenamente o seu sistema de inteligência emocional. Pessoas cegas tendem a ser mais humanistas, bons amantes e desenvolvem melhor outras áreas perceptivas. A vida é a mesma? É claro que não, mas continua sendo vida, e não precisa necessariamente ser ruim.

Quem tem diabetes terá de "remendar" o ponto de fragilidade de sua genética, o que significa adotar medidas protetoras: o rigor na alimentação e na atividade física. O paciente com diabetes deve fazer um investimento sério em saúde e felicidade, e isso é possível. Esse é, na verdade, o mais sólido e consistente de todos os investimentos.

Todos nós temos de criar a nossa consistência, para que, no primeiro embate da vida, não desmontemos como uma caixa de papelão na chuva. A vida é uma luta permanente que exige força, inteligência e atitude. E o diabetes pode ser uma grande oportunidade para exercitar essas virtudes que, muitas vezes, nem imaginamos possuir.

Acredito que nem mesmo a ciência, à qual muitos se apegam nos momentos difíceis em busca de esperança para as suas angústias, conseguirá suplantar o conhecimento mais básico, aquela filosofia popular, simples, mas 100% correta: a solução para as nossas vidas está dentro de nós, na reformulação dos nossos valores e na busca simples e verdadeira pela saúde e pela felicidade.

DÚVIDAS FREQUENTES

Como definir o paciente ideal de diabetes?

Ao longo dos anos atendendo pessoas com diabetes, constatei que a atitude realista e participativa do paciente é decisiva para os bons resultados do tratamento. Como em outras doenças crônicas, o prognóstico no diabetes é apenas uma média, pois o que de fato importa é a maneira como cada pessoa encara esse imenso desafio em sua vida. Quando o paciente deseja viver e é bem amparado e orientado, seu desejo transforma-se em uma força capaz de suplantar os piores diagnósticos médicos. O paciente ideal com diabetes é aquele que segue com seriedade as orientações médicas e compreende que sua atitude precisa estar à altura do desafio que enfrenta.

Por que alguns pacientes driblam o seu tratamento?

Infelizmente, ainda são comuns casos em que os pacientes com diabetes relatam para seus médicos e familiares uma situação irreal. Talvez porque negam a situação, ou querem agradar ao médico ou à família, eles apresentam medições de glicose falsas, que não correspondem ao que está registrado nos glicosímetros.

CAPÍTULO 14

Infância e adolescência com diabetes

Há muitos anos, uma pesquisa interessante foi realizada com um grupo de estudantes da Universidade de Harvard. Foi perguntado a eles se acreditavam que contariam com o apoio incondicional dos pais em uma situação de extrema necessidade. Os alunos escreveram suas respostas em papéis que foram colocados em envelopes. Quarenta anos depois, o grupo de estudantes foi novamente reunido e os envelopes foram abertos. Os pesquisadores constataram, então, que a saúde dos estudantes que acreditavam no apoio dos pais era muito melhor. Apenas uma simples crença havia mudado por completo as condições de adoecimento daquele grupo.

Esse é um fato que verificamos a todo momento na clínica. De maneira geral, as pessoas que dispõem de um bom arcabouço familiar têm muito mais condições de enfrentar o diabetes e sair-se bem no seu controle, além de conseguirem que a doença tenha o menor impacto possível em suas vidas. Essa base emocional, que é importante no diabetes, torna-se crucial quando a doença surge numa fase precoce da vida.

A grande questão no caso de crianças e jovens com diabetes é que eles estão mais sujeitos a eventos de hipoglicemia, e por isso o controle da doença deve ser muito rigoroso. Isto, evidentemente, tem repercussões sérias na família, especialmente na nossa cultura, impregnada de culpa. O surgimento do diabetes em um filho provoca ainda a quebra do ideal de perfeição dos pais, o que é muito delicado.

É claro que cabe aos pais enfrentar essas questões, pois a doença não espera. Contudo, a família deve lembrar sempre que uma criança com diabetes não pode ser considerada uma pessoa comprometida. E não há motivos para reforçar mitos ultrapassados. Até hoje algumas pessoas acham que uma criança com diabetes não pode jogar bola descalça. Ora, quem não pode jogar bola descalço é uma pessoa idosa com neuropatia diabética, porque pode machucar o pé e não sentir. Uma criança não precisa desses cuidados porque ela não vai ter um AVC ou um infarto.

Quando bem cuidada, e com o apoio da família, o risco de a criança com diabetes ter complicações no futuro pode ser muito minimizado. Sua vida será próxima do normal: vai se divertir, casar, ter filhos. Porém, a família precisará investir nisso. Por causa da disciplina que o diabetes requer, na alimentação e no controle da glicose, a criança com diabetes vai precisar de uma educação, digamos, mais rigorosa. Entretanto, educação não se faz sem exemplos. Infelizmente, por diversos fatores, o tipo de educação que a criança e o jovem com diabetes precisam tem se tornado raro em nossa sociedade.

Os pais têm de entender a importância de seu exemplo para os filhos. Distúrbios de comportamento em crianças e adolescentes muitas vezes revelam a desestruturação da família. Isso não quer dizer que os pais devam esconder seus problemas dos filhos, ou que não possam se separar, caso essa seja a decisão. A vida deve seguir seu curso e a verdade é sempre o caminho mais inteligente.

A questão é que crianças precisam de limites, bons exemplos, estabilidade e apoio. Educar dá trabalho, mas essa tarefa é dos pais ou responsáveis e não pode ser delegada. Por isso, o médico pode orientar e, quando necessário, recomendar apoio psicológico para a família, o que certamente pode trazer benefícios para o tratamento de uma criança com diabetes.

Na chegada da adolescência, é preciso considerar também o comportamento típico dessa fase. Na verdade, o jovem quer ter independência, mas, ao mesmo tempo, está pedindo socorro, porque se sente perdido. E, para os adolescentes com diabetes, é provável que tudo fique ainda mais difícil nessa fase.

É típica do jovem a vontade de correr riscos. Por isso, ele anda de moto na contramão, participa de rachas, usa drogas, busca situações de perigo na rua, pratica esportes radicais e outras atividades do gênero. Mas, para o jovem com diabetes, é ainda mais fácil se expor ao risco: é só deixar de se alimentar ou de aplicar a insulina.

E, se ele for carente da atenção dos pais ou quiser agredi-los, basta usar a própria doença. O jovem com diabetes tem uma arma muito poderosa, pois, se ele não comer, desmaia. E, com isso, vai conseguir a atenção de sua família na emergência de um hospital. Enquanto o jovem que não tem diabetes vai ter no futuro histórias para contar de suas transgressões, aquele que tem diabetes corre o sério risco de ter uma história bem mais triste para contar no fim da vida. As inconsequências típicas da adolescência podem causar, para ele, a perda da visão, de um rim ou de uma perna. A realidade é essa, e o jovem precisa conhecê-la para que sua vida adulta seja protegida.

AS COBRANÇAS NECESSÁRIAS

É uma tarefa árdua para a mãe, ou para a pessoa mais próxima do jovem com diabetes, cobrá-lo constantemente pelos cuidados que a doença exige. O que mais se vê atualmente é um desgaste muito grande nos relacionamentos familiares por conta da doença. Muitos jovens não compreendem muito bem o que se passa e acabam por considerar a mãe uma chata, porque ela tenta enquadrá-lo numa rotina da qual ele quer fugir. Entretanto, a cobrança familiar é importante no diabetes.

Há estudos que mostram que não é muito produtivo delegar à criança ou ao jovem com diabetes a responsabilidade pelo controle de sua doença porque ele não é capaz de fazê-lo da maneira adequada. Esses estudos mostram que os jovens que se cuidam sozinhos têm resultados piores do que aqueles que têm uma mãe ou alguém que lhes chama a atenção o tempo todo para os horários da alimentação, dos remédios.

É óbvio que há jovens que possuem essa disciplina naturalmente, mas são raros. Por ser o diabetes uma doença crônica e com poucos sintomas aparentes, a probabilidade de o jovem não aderir ao tratamento é muito maior. Por isso, é comum que ele use artifícios para driblar o tratamento. Portanto, cabe à família evitar de todas as formas que isso aconteça.

Muitas vezes, quando pergunto a um pai se o filho tem feito os testes de dedo, ouço uma resposta positiva. Mas, quando aprofundo a investigação, percebo que essa informação se baseia unicamente no que lhe diz o seu filho. O pai não confere se o número de fitas utilizadas corresponde à quantidade de testes que deveriam estar sendo feitos. Tampouco faz o teste junto com o jovem, ainda que fosse apenas uma vez por dia.

O JOVEM COM DIABETES E A SEXUALIDADE

A ansiedade que cerca o homem de meia-idade com diabetes em relação à sua sexualidade também atinge o jovem que tem a doença, embora sejam extremamente raros os casos de disfunção erétil no diabetes infanto-juvenil. É comum que esse jovem comece a temer pelo futuro de sua vida sexual antes mesmo do seu início. Por isso, ele precisará de apoio nesse aspecto, considerando as mudanças ocorridas na área do comportamento sexual nos últimos tempos.

Certamente, a definição da sexualidade, que acontece na adolescência, está bem mais confusa hoje do que há alguns anos, quando havia praticamente três figuras no cenário: o homem, a mulher e o homossexual masculino. Atualmente, temos uma diversidade de composições sexuais e de identidade de gênero, e a mídia retrata essa pluralidade da sociedade.

Em sua busca por individualização, que normalmente inclui a oposição ao modelo familiar, o jovem fica vulnerável a situações de risco, como o uso de drogas e a questões relacionadas à definição de sua sexualidade. E os estímulos que fogem ao padrão mais conservador certamente o atraem mais. Todos os jovens, homens ou mulheres, estão mais expostos a experiências novas, e o sexo, por ser hoje menos definido, mais difuso, acaba sendo um campo de experiências atraente.

Ao contrário do jovem que não tem diabetes, para quem é mais fácil experimentar as primeiras relações sexuais, aquele que tem diabetes já entra nessa fase da experimentação sexual com o fantasma da impotência, o que pode ser muito perturbador. Em alguns casos, esse receio pode levá-lo a extremos, como a ideia de não se casar por achar que não será capaz de satisfazer sexualmente sua companheira.

A obsessão pela forma física, que cria nas pessoas a obrigação de se mostrarem bonitas, fortes e musculosas, também acaba atingindo duramente aqueles que têm diabetes. Enquanto no passado os jovens bebiam para ter coragem de tirar uma moça para dançar, ou fumavam para criar um *glamour*, hoje os jovens tomam bombas para ficar musculosos, com uma imagem agressiva e um desempenho físico espetacular. Há muitos casos de jovens que mantêm a glicose alta porque a insulina engorda. Ou seja, arriscam o futuro de suas vidas porque consideram a estética mais importante.

O uso de anabolizantes, cuja venda foi felizmente proibida em nosso país, também era comum entre os jovens, que não medem as consequências desse recurso artificial e danoso de ficarem musculosos. Além disso, o uso de vasodilatadores para aumentar a ereção tem se tornado comum, o que é preocupante, pois essas drogas interferem na circulação sanguínea. Um jovem com diabetes, que já se considera vulnerável e teme a impotência, pode sentir uma necessidade ainda maior de recorrer a tais artifícios do que alguém sem a doença.

Daí será levado a tomar anabolizantes para ficar forte e musculoso e usar drogas vasodilatadoras para ter ereção, para se autoafirmar, para corresponder às expectativas irreais do sexo em excesso, que norteia uma boa parcela dos jovens de hoje. É alarmante que jovens, com diabetes ou não, recorram a drogas para potencializar a ereção sem necessidade, apenas porque querem garantia de um desempenho sexual idealizado.

Na verdade, isso acontece porque o jovem não está maduro e tem uma noção completamente equivocada do que é o sexo. Nas meninas com diabetes, esse novo comportamento sexual também prejudica o controle da doença. Atualmente, observamos um aumento de infecções vaginais em jovens, resultado de relações sexuais desprotegidas. São infecções por HPV, herpes genital e sífilis, que, nas mulheres, são bem menos aparentes que nos homens. É preciso muito cuidado nesse aspecto, já que quem tem diabetes tem a imunidade mais baixa. A experiência vem demonstrando que é frequente a prática do sexo sem proteção entre os jovens, o que é perigoso sobretudo para aqueles que convivem com o diabetes.

DÚVIDAS FREQUENTES

Como lidar com os adolescentes com diabetes tipo I quando eles querem experimentar bebida alcoólica? Que malefícios o álcool pode lhes provocar?

A princípio, a bebida alcóolica não é proibida para quem tem diabetes, mas deve ser consumida em quantidades moderadas. Qualquer pessoa, quando bebe, pode ter hipoglicemia, mas para quem tem diabetes é pior, e muito mais grave, pois o álcool diminui a sensibilidade aos sintomas. Então, se a pessoa vai beber, precisa comer carboidratos junto com o álcool para não fazer um coma hipoglicêmico. Num churrasco, por exemplo, ela não pode comer carne e beber, deve optar por comer a salada e o pão ou a batata. No entanto, o ideal é que os jovens sejam informados sobre todos os malefícios que o álcool pode provocar, para que não haja exageros no consumo.

Os sensores de glicose podem ajudar a prevenir as hipoglicemias nas crianças e nos adolescentes com diabetes tipo I?

Com certeza! O sensor de glicose pode ser usado em crianças a partir de quatro anos e é muito útil para evitar a hipoglicemia. Além disso, o sensor de glicose auxilia no ajuste das doses de insulina e na alimentação a partir das informações que fornece.

Quem realmente precisa tomar anabolizantes ou outros esteroides sexuais?

Quem precisa de fato de anabolizantes são pessoas com hipogonadismo, ou falta de testosterona, que pode ser um problema na hipófise ou nos testículos. Quando se toma anabolizantes sem necessidade, geralmente em doses elevadas, acontece um bloqueio na função testicular, e quando a pessoa para de usar, os testículos podem não produzir espermatozoides ou testosterona, devido à atrofia resultante da inatividade. Além disso, o uso de esteroides sexuais, os anabolizantes, pode provocar hepatite fulminante, câncer, embolia pulmonar, infertilidade e dependência.

PARTE 4

Novos olhares sobre o diabetes

CAPÍTULO 15

Gerenciar a alimentação para viver bem

Nutricionista Wilma Amorim

Como sabemos, a obesidade e o sobrepeso são os principais fatores de risco para o diabetes tipo II e pré-diabetes. A terapia mais eficiente para os dois casos é a redução do peso por meio da mudança do estilo de vida. Reduções de 10% no peso corporal, desde que mantidas, mostram resultados bem positivos. E para algumas pessoas, reduções de 5% também são eficientes.

O correto é que a terapia nutricional seja sempre individualizada, levando em conta idade, peso, circunferência abdominal, altura, atividade física e quando possível incluir avaliação da porcentagem de gordura e de massa muscular. O profissional de nutrição deverá ainda considerar intolerâncias alimentares, função gastrointestinal, função renal, níveis de colesterol, triglicerídeos, pressão arterial e, por fim, o hábito alimentar. A terapia nutricional leva em consideração não só a quantidade, mas também a qualidade dos alimentos.

Hábitos saudáveis são essenciais para manter as glicemias na meta e a "comida de verdade" deve estar presente diariamente na alimentação. Um programa de educação nutricional também é muito importante, especialmente nesses tempos de redes sociais e *fake news*. É importante ter informações corretas sobre o que são mitos alimentares, intolerâncias à lactose e ao glúten, e conhecer a quantidade ideal de carboidratos nas diversas refeições do dia. Trata-se de um valor calculado individualmente e por isso é tão importante consultar um nutricionista.

Para pessoas com diabetes tipo II e pré-diabetes, a meta é a redução do consumo calórico, mantendo um intervalo de quatro horas entre as refeições principais para permitir que as glicemias pós-prandiais (após as refeições) alcancem a meta glicêmica.

Modificar o cardápio para gerenciar a glicose não é tão complicado, pois a necessidade calórica e nutricional de quem tem diabetes não difere daquela da população geral. Ou seja, uma pessoa com diabetes necessita da mesma quantidade de carboidratos, proteínas, gorduras, vitaminas e minerais de qualquer pessoa. Quanto maior o gasto energético de uma pessoa, maior a necessidade calórica. E quanto maior o seu peso corporal, menor a necessidade calórica.

A obesidade é um fator de risco para doenças cardiovasculares, diabetes tipo II e pré-diabetes. A doença cardiovascular é a principal causa de morte no Brasil e no mundo. Tratar a obesidade é tratar o diabetes. Tratar a obesidade é prevenir o diabetes.

A partir de pesquisas sobre o diabetes, muitas mudanças aconteceram no que diz respeito às recomendações alimentares. Em relação aos carboidratos, nossa principal fonte de energia, a ingestão diária pode variar de 45% a 60% das calorias totais diárias.

Algumas pessoas com diabetes podem realizar dietas *low carb* (menos de 45% de carboidratos), desde que sob os cuidados do médico e da nutricionista. Alimentações *low carb* não são recomendadas para gestantes, lactantes, crianças e adolescentes, pacientes com alteração renal e pessoas com transtornos alimentares. É recomendável dar ênfase aos carboidratos dos vegetais, cereais integrais, raízes, leguminosas, e frutas *in natura*.

Outra novidade é que o açúcar e os doces não são mais proibidos para pessoas com diabetes, como eram antigamente, embora seja importante que sejam consumidos de forma esporádica. Diversos estudos concluíram que quando consumidos em troca de outros carboidratos, as glicemias se mantiveram constantes.

A recomendação é que o consumo de açúcares, incluindo branco, orgânico, mascavo, integral, demerara, de coco, e doces, esteja inserido no contexto de uma alimentação saudável, o que significa não ultrapassar 10% da necessidade calórica diária. É necessária atenção ao conteúdo calórico das guloseimas, geralmente hipercalóricas. Nesse caso, optar por porções pequenas e consumo esporádico.

> **A OMS não recomenda valores inferiores a 130 g/dia de carboidratos, por estes serem uma fonte importante de energia.**

As gorduras são importantes condutoras das vitaminas lipossolúveis A, D, E e K, além de auxiliarem no bom funcionamento intestinal. O consumo pode variar entre 20% e 35% das calorias totais. As gorduras saturadas e trans, encontradas nas carnes gordas, peles de aves, frituras, manteiga e margarina, devem ser evitadas em preparações no fogo, biscoitos e *fast-foods*, pois podem contribuir para o aumento do colesterol LDL (o colesterol "ruim") quando consumidos com frequência e/ou em grandes quantidades. Essas gorduras, quando em excesso, também podem interferir na glicemia porque provocam resistência insulínica, resultando em excursões glicêmicas de três a cinco horas após a ingestão. É o que acontece quando comemos churrascos e pizzas e por isso esses alimentos devem ser consumidos moderadamente.

As gorduras poli-insaturadas, encontradas em peixes como atum, sardinha e salmão, e sementes como chia e linhaça, que são fontes de ômega 3, são consideradas protetoras cardiovasculares. Os óleos vegetais, também fontes de gordura poli-insaturada, são indicados na preparação dos alimentos, mas devem ser usados com moderação.

Já as gorduras saudáveis do tipo monoinsaturadas, encontradas no azeite extravirgem, devem estar presentes diariamente na alimentação. Castanhas e sementes também contêm esse tipo de gordura que ajuda na redução do colesterol LDL e também nas glicemias.

Sobre as proteínas, elas não são totalmente liberadas para quem tem diabetes ou pré-diabetes porque seu excesso tende a interferir no controle glicêmico e no peso corporal, já que as fontes de proteínas também contêm gorduras. A ingestão de 15% a 20% da necessidade calórica é suficiente para fornecer aminoácidos essenciais para o crescimento, manutenção e reparação dos tecidos.

O consumo de fibras é essencial para quem tem diabetes e pré-diabetes. As fibras saciam, ajudam no bom funcionamento do intestino, equilibram a flora intestinal e reduzem o colesterol, além de tornarem a digestão mais lenta, o que se reflete em melhores respostas glicêmicas. A quantidade deverá ser de no mínimo 14 g por 1.000 kcal ou 25 g de fibras por dia, distribuídas nas quatro refeições principais. As melhores fontes de fibras estão nos vegetais, cereais integrais, leguminosas como feijões, ervilhas, lentilhas, grão-de-bico e soja, nas sementes e frutas *in natura*.

Também são importantes na alimentação os cereais integrais, mas quem não gosta pode substituí-los pelos cereais refinados, desde que acompanhados por vegetais e leguminosas. Quem não gosta de arroz integral, portanto, pode comer o arroz branco com feijão e salada.

O leite — integral ou desnatado, com ou sem lactose — é rico em cálcio (1 copo de 200 mL de leite = 250 mg de cálcio em média) e também rico em proteína e, por isso, faz parte de uma boa alimentação (um copo de 200 mL tem 10 g de carboidratos). São substitutos do leite a coalhada, o iogurte natural ou zero e queijos. Bebidas vegetarianas que contêm cálcio podem ser substituídas pelo leite, mas não são fontes de proteína.

ÍNDICE GLICÊMICO (IG)

Já bem conhecido, o índice glicêmico representa a resposta glicêmica dos alimentos fontes de carboidratos. As tabelas de IG classificam alimentos isolados em baixo, moderado ou alto. Alimentos com alto IG elevam mais rapidamente a glicemia, quando consumidos de forma isolada, os com baixo IG também elevam a glicemia, porém de maneira mais lenta. Um alimento com alto IG, quando ingerido em uma refeição que inclui proteínas e gorduras, tem seu efeito glicêmico reduzido.

A forma de preparo do alimento também interfere na glicemia. Massas *al dente* ou "no ponto", que são cozidas o tempo necessário sem ficarem muito moles, apresentam a vantagem de menor resposta glicêmica, quando comparadas com massas cremosas e bem macias, que têm maior IG.

A utilização do IG é bem controversa, por conta das diferentes respostas glicêmicas. O quantitativo de carboidratos por refeição é, na verdade, mais importante no manejo do diabetes do que o IG.

EDUCAÇÃO EM DIABETES

Essa é uma prática importante para preparar a pessoa com diabetes e seus familiares — especialmente crianças, adolescentes e idosos — no gerenciamento da alimentação, no monitoramento das glicemias e ajustes das doses de insulina, quando necessário.

A contagem de carboidratos é muito útil para pessoas com diabetes tipo I porque prioriza os carboidratos no plano alimentar, que são os principais determinantes da resposta glicêmica. A ferramenta também permite maior flexibilidade alimentar e melhores resultados glicêmicos, além de poder ser aplicada em pessoas com diabetes tipo II que não utilizam insulina.

Na consulta nutricional, a pessoa com diabetes receberá as orientações sobre a quantidade de carboidratos ideal, diária e também por refeição. Antes de iniciar a contagem de carboidratos, é preciso conhecer as suas fontes e o tamanho das porções: frutas, cereais refinados e integrais, leite e iogurtes, leguminosas, raízes, alguns vegetais, doces, açúcares e mel, e ainda os produtos zero/*light* e *diet*. Ler a quantidade de carboidratos na tabela nutricional dos rótulos dos produtos é essencial.

Atualmente, existem diversos aplicativos criados para facilitar a rotina de pessoas diabéticas, o que é muito útil. Recomendo sempre o da Sociedade Brasileira de Diabetes, que é a referência em nosso país. O aplicativo está disponível para Android e iOS.

Em um período de 15 minutos até duas horas após a refeição, todo carboidrato será transformado em glicose. É necessário então monitorar as glicemias antes e duas horas após as refeições principais, principalmente na fase inicial do autocuidado, para definir a quantidade de insulina a ser aplicada em cada refeição.

Apresentaremos a seguir uma tabela com a quantidade de carboidratos, fibras e calorias de alguns alimentos.

Alimento	Medida caseira	Peso (g)	Carboi-dratos	Fibras	Calorias (kcal)
Pão integral*	2 fatias	50	20	3,5	133
Pão francês	1 unidade	50	28	1,1	135
Goma de tapioca	3 colheres (sopa)	60	33	0	138
Banana prata	1 pequena	50	13	1,0	49
Banana prata	1 grande	100	26	2,0	98
Melancia	1 fatia média	200	11	0,2	48

Abacate	3 colheres (sopa)	135	9	8,5	237
Mamão papaia	Meia unidade	160	16	1,6	64
Arroz branco	2 colheres (sopa), cozido	40	10	0,4	52
Arroz integral	2 colheres (sopa), cozido	40	10	1,0	50
Batata--inglesa	2 colheres (sopa), cozida	80	12	2,0	136
Batata--doce	2 colheres (sopa), cozida	84	20	1,8	86
Feijão--preto	6 colheres (sopa), cozido	100	12	8,4	72
Lasanha à bolonhesa	1 escuma-deira	170	27	1,7	355
Bolo branco simples	1 fatia média	100	55	0,8	318

*Pão de semente de abóbora, linhaça ou cenoura

Fonte: Carboidratos e calorias da SBD e fibras da Tabela TACO.

Pessoas com diabetes também devem ficar atentas aos rótulos dos alimentos industrializados, que fornecem informações muito importantes.

Toda tabela nutricional dos rótulos dos produtos se baseia na porção. Se for líquido, a porção é de 200 mL, se for sólido, de 30-50 g ou 60 g. Como nem sempre o consumo é igual ao tamanho da porção, o correto é calcular a quantidade de carboidratos da quantidade que será consumida. Pessoas com hipertensão devem prestar atenção no sódio, quem tem colesterol elevado deve observar a gordura saturada:

- Alimentos ricos em sódio têm 600 mg ou mais por 100 g ou 300 mg ou mais por 100 mL;
- Alimentos baixos em sódio têm de 80 até 120 mg por porção;
- Alimentos baixos em gordura total têm até 3 g por porção;
- Alimentos baixos em gordura saturada têm até 1,5 g por porção.

A nova rotulagem nutricional frontal de alimentos também ajuda bastante na escolha do que se vai comer e tem sido útil não apenas para quem tem diabetes, mas para todos que querem adotar uma dieta mais saudável:

Alto conteúdo de	Alimentos sólidos e semissólidos	Alimentos líquidos
Açúcar adicionado	15 g ou mais por 100 g de alimento	7,5 g ou mais por 100 mL de alimento
Gordura saturada	6 g ou mais por 100 g de alimento	3 g ou mais por 100 mL de alimento
Sódio	600 mg ou mais por 100 g de alimento	300 mg ou mais por 100 mL de alimento

Fonte: Anvisa.

DIFERENTES PESSOAS, DIFERENTES OBJETIVOS

A terapia nutricional faz parte da mudança do estilo de vida, junto com a prática de atividade física. Pessoas com diabetes têm metas glicêmicas diferentes em função da idade e do objetivo do tratamento.

Crianças e adolescentes com diabetes tipo I

As calorias visam o crescimento, o desenvolvimento e a prática esportiva, que deverá ser sempre incentivada. É preciso orientar a família em como proceder na presença de falta de apetite, de horários irregulares e de possíveis hipoglicemias, principalmente em crianças pequenas.

É importante adaptar a alimentação à faixa etária sem excesso de rigor. Lanches saudáveis devem ser rotina na vida dos jovens, mas os lanches *fast-food* muitas vezes farão parte do convívio social. Assim, cabe à nutricionista orientar com relação à frequência e à quantidade desses alimentos. *Fast-foods* são ricos em gorduras e/ou açúcares e/ou sódio e vão provavelmente necessitar de ajustes nas doses de insulina. Um plano alimentar com base em contagem de carboidratos é de grande ajuda nesses ajustes.

Idosos

A avaliação nutricional dos idosos deve ser mais criteriosa com relação ao peso corporal, mastigação e função gastrointestinal. O IMC ideal do idoso deve ser = 27, diferente da população geral. A magreza é preocupante por conta da desnutrição e da perda da massa muscular, que é acentuada na terceira idade. Na presença de obesidade, o plano alimentar deverá ter como objetivo uma redução lenta de peso, minimizando a perda de massa muscular, que é inevitável em qualquer redução de peso corporal.

Deve ser sempre considerada uma possível sarcopenia* nos idosos com baixo peso, mas também naqueles com excesso de peso. O tratamento nutricional deve ser rico em proteínas, distribuídas nas quatro refeições diárias. A necessidade de cálcio é de 1.000 mg/dia, por

---

* Redução da força e da massa muscular, que resulta em perda da qualidade de vida, desequilíbrio e maior risco de quedas.

isso alimentos ricos nesse mineral devem ser oferecidos diariamente: leite, iogurte e queijos. Substitutos de refeições específicos para diabetes, ricos em proteínas, podem ser ótimas opções quando o idoso apresenta pouco apetite.

Jovens com diabetes tipo II

Com o crescimento da obesidade infantil, a estatística desse tipo de diabetes em jovens também aumentou. Por conta da obesidade, da redução da função das células beta do pâncreas, e da presença de resistência à insulina, bebidas adoçadas são totalmente contraindicadas. Estas contêm, em média, 25 g de açúcar por copo de 200 mL. Elevam a glicemia em cinco minutos, contribuindo para o desgaste mais rápido do pâncreas. Sucos de fruta são bebidas concentradas, e um copo pode ter 30 g de açúcar natural das frutas, mas seu efeito glicêmico também será elevado. Metade do açúcar das frutas é glicose e metade é frutose.

O plano alimentar deverá ser reduzido em calorias sem ser necessário muito rigor. A perda de peso pode acontecer gradualmente, porque os jovens estão em fase de crescimento e desenvolvimento. O maior desafio é a baixa adesão ao novo estilo de vida, e o ambiente familiar, com suas dinâmicas comportamentais, é o principal responsável pelo aumento de peso corporal.

Diabetes gestacional e gestação com diabetes

O controle glicêmico adequado deve fazer parte do planejamento da gestação em mulheres com diabetes, devendo ser iniciado antes da gravidez, para evitar malformações congênitas e mortalidade perinatal. O cuidado com o peso deve fazer parte desse planejamento independentemente da presença de diabetes.

Mulheres com obesidade que desejam engravidar devem iniciar um programa de atividade física e terapia nutricional para reduzir o peso, porque os benefícios são alcançados com reduções de cinco a dez por cento do peso corporal. O ganho de peso acima do ideal em qualquer mês da gestação não é estimulado.

Durante o primeiro trimestre da gestação, não é necessário aumento de peso, com exceção de mulheres que na fase pré-concepção apresentavam baixo peso, isto é, IMC menor de 18,5.

O diabetes gestacional é diagnosticado por volta da 24ª semana de gestação e pode ser transitório ou não, mas seu surgimento é um fator de risco para o diabetes após o parto. Adquirir bons hábitos alimentares, incluir um programa de atividade física e manter um cuidado com o peso ajudam a retardar ou prevenir um possível diabetes.

IMC pré-gestacional	Ganho de peso/ sem após a 14ª semana	Ganho de peso total (kg)
Baixo peso (< 18,5)	0,5	12,5-18
Peso normal (18,5-24,9)	0,4	11,5-16
Sobrepeso (25-29,9)	0,3	7-11,5
Obesidade (≥ 30)	0,2	5-9

Fonte: IOM (Institute of Medicine [EUA]) 2009, 2013.

O monitoramento das glicemias é importante para médicos e nutricionistas. Com base nos valores glicêmicos pré e pós-prandiais, a nutricionista pode ajustar a dieta, prevenindo e/ou reduzindo as elevações glicêmicas acima da meta, que é inferior a 140 mg/dL uma hora após a refeição.

Outros cuidados com a alimentação na gestação

As calorias totais não devem ser inferiores a 1.600 kcal e são baseadas no IMC.

O ideal é 40% a 45% em média de carboidratos, 15% a 20% de proteínas e 30% a 35% de lipídeos.

Deve-se suspender açúcares (de todos os tipos), inclusive bebidas adoçadas e doces em geral. Incluir alimentos *in natura* e minimamente processados.

Dois a três cafezinhos por dia não adoçados podem ser incluídos na alimentação.

A ingestão de cálcio não deve ser inferior a 1.000 mg/dia. Boas fontes incluem leite, iogurte ou queijos. Para mulheres que não tomam leite nem derivados, bebidas vegetais com cálcio são indicadas.

Evitar vegetais crus fora do ambiente de casa. A higienização dos alimentos é muito importante. Não é aconselhável o consumo de peixes crus.

Incluir 25 g de fibras por dia na alimentação, que ajudam a evitar elevações glicêmicas e dão saciedade.

O consumo diário de azeite, vegetais, frutas *in natura*, sementes e dois litros de água ajudam na função intestinal, já que a constipação é uma queixa frequente entre as grávidas.

DÚVIDAS FREQUENTES

Açúcar é sempre contraindicado para quem tem diabetes e pré-diabetes?

É compreensível o desejo de acompanhar amigos em momentos sociais, como saborear uma sobremesa com açúcar em um restaurante ou um sorvete na rua, em vez de optar por alternativas sem açúcar em casa. No entanto, pacientes cujo tratamento admite açúcar representam uma pequena parcela. São aqueles que utilizam a insulina, têm regularidade nas consultas e um bom equilíbrio na alimentação. Para as pessoas não diabéticas, mas que querem manter a saúde por meio da alimentação, apenas

10% da quantidade total diária de calorias deve vir do açúcar refinado (mais ou menos 20 g de açúcar por dia). Isso para adoçar um líquido ou comer um pedaço pequeno de doce. Portanto, para pacientes muito especiais, essa quantidade de açúcar é permitida.

O que são as dietas *low carb*?

São as dietas com restrição nas quantidades de carboidratos que variam de 26% a menos de 45% das calorias totais diárias. Existem ainda as dietas *very low carb*, em que a quantidade de carboidratos é menor que 26%. Essas dietas não são indicadas para crianças e adolescentes (porque podem afetar o crescimento e desenvolvimento), gestantes, lactantes, pessoas com doença renal crônica e com transtornos alimentares.

Os adoçantes realmente funcionam no emagrecimento?

Adoçantes ou edulcorantes (acessulfame K, aspartame, ciclamato de sódio, neotame, sacarina sódica, stevia, sucralose, taumatina, eritritol, isomaltitol, lactitol, maltitol, manitol, sorbitol, xilitol) são uma opção para as pessoas com diabetes, obesidade e pré-diabetes, pois não afetam o controle glicêmico e têm poucas ou nenhuma caloria, auxiliando no controle do peso. No entanto, a perda de peso e o controle da glicemia dependem de escolhas alimentares saudáveis e de um plano alimentar individualizado, e não apenas da substituição do açúcar por adoçantes.

A recomendação atual é utilizar o mínimo necessário de edulcorantes, dada a alta exposição a substâncias artificiais, como aditivos químicos e conservantes, presentes na alimentação moderna, muitas vezes necessários para a conservação dos alimentos.

Como pessoas com diabetes devem proceder nas viagens?

É necessário que pessoas com diabetes conheçam a quantidade de carboidratos em cada refeição do seu plano alimentar, permitindo trocas alimentares que mantenham a glicemia dentro da meta. Se não for possível realizar refeições de prato, que são mais saudáveis, a melhor opção é um sanduíche: duas fatias de pão (integral ou não) equivalem a três colheres de sopa de arroz. O recheio poderá ser de queijo (diversos), ovo frito, omelete, hambúrguer, rosbife. Como a quantidade de gordura nos alimentos de estabelecimentos comerciais geralmente é elevada, se for possível optar pelas versões *fit*. Para acompanhar o sanduíche de forma mais saudável, a recomendação é optar por um copo de 300 mL de suco de fruta diluído sem adição de açúcar ou suco de maracujá ou morango, pois são as opções com menores teores de carboidratos. Outras opções são: água mineral gasosa com rodelas de laranja ou limão ou refrigerantes zero porque não fornecem calorias nem carboidratos e o teor de sódio não é elevado. Barras de proteína (não é de cereal) têm em média 10 g de proteína e até 15 g de carboidratos, muitas vezes disponíveis em drogarias.

CAPÍTULO 16

Colocando o corpo no jogo

Certa vez, na casa de uns amigos na Serra da Bocaina, conheci um senhor de oitenta anos muito simples. Ele era ali da região e estava levantando umas toras para fazer uma varanda na casa. Quando ele foi embora, fui levantar a tora e não consegui. A minha lombar trincou.

Aquele idoso, com trinta anos a mais do que eu, certamente não tinha luz em casa, comia raízes, dormia cedo, se exercitava do início ao fim do dia. Por isso, ele não tinha problemas na lombar, não tomava antidepressivo, não sabia o que é o pânico, e, certamente, nunca lhe passou pela cabeça morar perto de um hospital especializado em doenças cardíacas, em caso de ter um infarto.

Não é preciso ser um grande observador para perceber os enormes malefícios que as mudanças negativas do estilo de vida acarretam à saúde. Se estamos adoecendo mais, é porque nos tornamos cada vez mais sedentários e preguiçosos. Esquecemos que os exercícios físicos são essenciais à vida e, quando nos afastamos deles, a saúde cedo ou tarde acaba se deteriorando.

Entre as muitas ideias equivocadas a respeito do diabetes, está a de que a doença impede a prática de esportes e de atividade física. É evidente que voar de parapente, pular de paraquedas, pilotar aviões, praticar alpinismo e outros esportes de risco não é aconselhável, mas está errado dizer que alguém não pode ser jogador de basquete porque tem diabetes.

O que acontece é que o diabético ouve a todo momento que não pode isso, não pode aquilo, e acaba comprando a ideia de que não pode se exercitar. E, no fundo, isso é mais cômodo para ele. No entanto, a atividade física é terapêutica e consiste num remédio fantástico para quem tem diabetes. O esporte, ou uma atividade física regular, revela ao diabético suas limitações e, com isso, estimula a percepção de sua própria capacidade e proporciona autonomia e disciplina. Seja na alimentação, na aplicação da insulina ou na vida sexual, o diabético tem de lidar a todo momento com os limites, e o esporte vai ajudá-lo a lidar com isso.

> **No diabetes, como em qualquer doença, a atividade física diminui a mortalidade e melhora a qualidade de vida.**

Há muitos anos, um grande estudo europeu mapeou todos os fatores de risco numa população de seis mil homens: três mil com doenças coronarianas e três mil sem. Dez anos depois, o estudo foi retomado e, para surpresa dos pesquisadores, não foram os cardíacos que morreram mais. Também não foram os obesos, os diabéticos ou os hipertensos. Quem liderou o número de mortes foram os sedentários.

É natural que uma pessoa com diabetes, que nunca tenha feito exercícios na vida, sinta-se insegura de começar. Para esses casos, a medicina do esporte evoluiu muito nos últimos anos. Hoje é possível monitorizar o indivíduo com diabetes durante o exercício com dispositivos que medem o consumo de glicose, o gás carbônico expirado, a frequência cardíaca, a pressão arterial, a oxigenação, o ácido láctico, entre outros parâmetros de desempenho — o que lhe proporciona a segurança de que não corre risco ao exercitar-se.

Tecnicamente, fazer exercícios num ambiente forrado de ladrilhos, sob supervisão médica e com eletrodos no peito está corretíssimo. Entretanto, acredito que, quando não se trata de um caso extremo, o indivíduo que tem diabetes pode muito bem se exercitar num parque, numa praia, numa academia, enfim, em ambientes onde não haja vinculação com a sua doença e não tenha como companhia pessoas vestidas de jaleco branco.

É claro que, antes de começar os exercícios, é indispensável fazer um teste ergométrico e uma avaliação cardiológica, independentemente de sua idade. Deve-se fazer teste de esforço, mapeamento de pressão, ecocardiograma, *holter* e tudo o mais que o médico indicar. Também é importante uma avaliação detalhada da presença ou não de complicações microvasculares. Uma retinopatia ou uma neuropatia, dependendo do grau, podem ser agravadas pela atividade física.

> **É normal o diabético relutar em começar a se exercitar, mas, por já contar com uma desvantagem, ele deve se empenhar ainda mais para melhorar seu desempenho físico. É como o dinheiro, quem não tem dívidas pode trabalhar menos, mas quem está devendo tem de trabalhar mais.**

É muito comum que o diabético use a doença como uma desculpa para tudo na vida, inclusive para não praticar uma atividade física. No entanto, toda pessoa, por mais problemas de saúde que tenha, pode praticar algum tipo de exercício. Porque, sem eles, quem tem diabetes acaba engordando e ficando deprimido. E ainda que o paciente sinta dores, exercícios sempre trarão benefícios. Muitas vezes, a endorfina liberada no corpo a partir de um exercício pode aliviar a dor de uma articulação problemática.

Se há um remédio no qual eu acredito para normalizar as taxas de glicose é a atividade física. Quem tem diabetes e se exercita consegue um controle global melhor do diabetes. E, quando o paciente consegue normalizar suas taxas com exercícios, está conquistando para a sua vida uma melhora sólida, consistente, que ninguém vai lhe tirar, ao contrário do que acontece quando as taxas são normalizadas apenas com remédios.

ATIVIDADE FÍSICA E METABOLISMO

Como sabemos, o nosso processo metabólico ocorre basicamente por meio da glicose, que é o substrato energético, o combustível que dá força mecânica ao organismo para que haja um desempenho muscular. O carboidrato, que se transforma em glicose, é a base nutricional do processo metabólico, a primeira fonte de energia da qual o organismo lança mão.

Quando se exercita o corpo, é preciso que o fígado tenha reservas de glicose, em forma de glicogênio, e insulina para liberar a entrada de glicose nos músculos e produzir glicose nova quando o depósito de glicogênio se esgotar. No exercício físico há forças opostas com relação ao diabetes. O exercício muscular aumenta o consumo de glicose, o que, em alguns casos, pode provocar hipoglicemia, seja no momento da atividade ou mais tarde. No entanto, o exercício também libera adrenalina, que faz o açúcar subir. É impossível saber se, ao se exercitar, o diabético vai ter uma hipo ou uma hiperglicemia.

É claro que há parâmetros. Se o paciente começa o exercício com uma glicose baixa, a tendência é que ela diminua mais. Em contrapartida, se ele começa a fazer o exercício com a glicose alta, o que já denota falta de insulina, a glicose certamente vai subir ainda mais, por causa da adrenalina. É um cabo de guerra de forças antagônicas que deve ser avaliado caso a caso, mas cabe ao paciente aprender a lidar com esses fatores utilizando recursos disponíveis, que são a alimentação e a medicação.

Várias situações podem ocorrer quando uma pessoa com diabetes começa a praticar uma atividade física sem considerar a adaptação gradual de que o seu corpo necessita. Se a pessoa começar a fazer exercício com uma glicose muito alta, ela pode disparar. O paciente descompensa e começa a queimar gorduras, cujo metabolismo final gera substâncias tóxicas, como a acetona, que é um narcótico. Isso pode provocar enjoo, vômitos e alterações sensoriais.

Em outros casos, o paciente se exercita pela manhã e tem hipoglicemia à noite ou de madrugada. Isso acontece porque o músculo permanece em hiperatividade durante o dia. Com acompanhamento do seu médico, pode ser necessário diminuir a dose de insulina, ou do antidiabético oral, ou aumentar a ingestão de alimentos. Para equilibrar o efeito do exercício físico com os níveis de glicose, a principal ferramenta é a monitorização com os testes de glicemia capilar.

É preciso medir a glicose antes de começar a se exercitar, e se ela estiver um pouco baixa, comer uma fruta, mel ou uma barra de cereais. Se a glicose estiver alta, uma dose extra de insulina de ação ultrarrápida pode ser a solução. No entanto, é preciso avaliar o melhor local de aplicação, de acordo com o exercício. Essas variáveis — tipo de insulina, tempo de ação e local de aplicação — devem ser avaliadas individualmente, para garantir que a pessoa com diabetes esteja sempre adequadamente suprida de insulina e com níveis adequados de glicose.

> **Para quem está começando a se exercitar, lidar com essas variáveis pode ser um pouco trabalhoso, mas, com o tempo, à medida que obtiver estabilidade, a pessoa com diabetes precisará cada vez menos de informação e poderá realizar seus exercícios com mais segurança.**

Na verdade, aprende-se na prática; não há regras. Pode-se fazer exercício e a glicose cair e pode-se fazer exercício e a glicose subir. Isso acontece porque não se pode prever com exatidão a velocidade de absorção dos alimentos ou da insulina, a cinética da insulina, ou ainda a quantidade de glicose presente nos músculos e no fígado. O ideal seria o paciente se alimentar e fazer seus exercícios todos os dias no mesmo horário, para que haja menos variáveis, mas, na prática, isso não acontece. Então, o médico deve usar a sua técnica e experiência para instruir o paciente, já que ele não vai poder ter um médico à disposição na hora de praticar a sua atividade física.

TIPOS DE ATIVIDADE FÍSICA

Há três formas básicas de exercícios, e todas podem ser praticadas por pessoas com diabetes, depois de uma avaliação completa de sua saúde: a atividade aeróbica, o reforço muscular e os exercícios de alongamento. A atividade aeróbica é benéfica para todos, mas é importante sobretudo para quem está entrando na meia-idade ou já passou dessa fase. Com a prática regular de exercícios que aumentam a frequência cardíaca, uma pessoa com obstrução parcial circulatória, por exemplo, pode desenvolver naturalmente uma neovascularização, evitando, em muitos casos, o procedimento cirúrgico para a desobstrução de uma artéria.

> Quando a circulação de uma artéria está comprometida na perna, no coração, ou no cérebro, a atividade física pode abrir uma vascularização colateral, permitindo a passagem do sangue. É como um córrego que sai do rio e se junta a ele novamente.

Ao melhorar a proteção cardíaca e aumentar a resistência física, o exercício aeróbico reduz a mortalidade, inclusive de forma indireta, pois prepara melhor o indivíduo para enfrentar o estresse do dia a dia. Em situações como um assalto ou ao receber uma notícia ruim, a resposta adaptativa do corpo será mais eficiente graças à adrenalina e à melhor elasticidade circulatória adquiridas com a prática esportiva – o que pode evitar, por exemplo, um infarto.

A atividade aeróbica gasta adrenalina, diminui o estresse, condiciona o organismo e melhora a circulação. Com isso, proporciona segurança, melhora a coordenação motora e a autonomia e expande os limites físicos. A atividade aeróbica também otimiza a utilização do oxigênio, o que resulta em uma melhora da função cerebral e na memória.

É claro que é preciso ter persistência e empenho para que os exercícios produzam bons resultados, mas sempre valerá a pena. Se uma pessoa com diabetes tem uma obstrução na circulação arterial da perna e começa a caminhar, por exemplo, aumenta a necessidade de chegar sangue até aquele músculo que está em maior esforço. Se ela consegue andar 30 metros e aparece a dor, ela pode andar apenas 25 metros. Se fizer isso regularmente, com o tempo, a dor não vai aparecer aos 30, mas aos 50 metros. Então, será a hora de começar a andar 40 metros. Depois, a dor vai aparecer aos 200, e essa pessoa vai andar 180. E, em vez de operar a perna, ela vai resolver o problema praticando atividade física.

O outro tipo de exercício, o reforço muscular contrarresistência, também é muito importante. Mesmo quem é muito idoso pode, com ajuda, fazer exercícios de contrapressão nas pernas e nos braços. Esse tipo de exercício pode evitar que o idoso precise de uma bengala e, depois, de uma cadeira de rodas, o que poderia levá-lo a uma perda progressiva de autonomia, impactando negativamente sua qualidade de vida.

> Se retirarmos a carne do nosso corpo, o esqueleto cairá como palitos de fósforos no chão. O que nos mantém inteiros são as cordas trançadas que ligam o joelho, uma cinta que liga o ombro, tendões que sustentam a cabeça e a coluna. Tudo isso tem de ser exercitado, fortalecido.

Musculação é ainda mais importante para o idoso do que para o jovem. Com um pouco de força no braço e nas pernas, o paciente idoso não precisa de ninguém para carregar uma sacola para ele ou para ajudá-lo a se levantar de um sofá baixo. Ele não vai se sentir incompetente ou inseguro, conseguirá brincar com o neto, subir o degrau do terraço ou andar no *shopping*.

Quanto ao terceiro tipo de exercícios, os de alongamento, eles são fundamentais para evitar e corrigir lesões, dar estabilidade nas juntas, corrigir a postura, dar elasticidade ao corpo e fortalecer suas presilhas de sustentação. O alongamento — o verdadeiro, não aquela tapeação rápida antes do exercício — é benéfico sobretudo para os homens, que, ao contrário das mulheres, têm mais dificuldade em expressar suas emoções.

Na avaliação clínica que precede a atividade física algumas modalidades poderão ser proibidas, sobretudo em função de medicamentos que o paciente precise tomar. Certos medicamentos para controle da pressão arterial (os betabloqueadores) não deixam a frequência cardíaca aumentar muito. Por isso, exercícios aeróbicos mais intensos não devem ser praticados sem orientação médica. Se, durante uma corrida, em que a frequência cardíaca deveria atingir 180 batimentos por minuto, e não passa de cem, o indivíduo pode ter uma síncope por não conseguir levar sangue suficiente ao cérebro.

Situação semelhante acontece na neuropatia autonômica, em que o coração fica batendo numa frequência fixa porque não tem o estímulo da adrenalina. Num exercício em que é preciso dobrar a frequência, isso se torna impossível. Alguns pacientes podem ainda ter uma doença coronariana sem saber, o que reforça a importância de um estudo muito aprofundado de sua situação clínica, sempre. O que está longe de significar que pacientes diabéticos com comprometimento cardíaco não possam se exercitar.

> **No diabetes, para cada tipo de condição haverá uma indicação diferente, privilegiando um ou outro tipo de exercício. E se o paciente puder fazer um, fará apenas um. De um jeito ou de outro, o essencial é se exercitar, porque uma atividade física melhora significativamente a ação da insulina.**

Com boa orientação médica e um professor competente, quem tem diabetes, assim como quem não tem, pode incorporar a atividade física ao seu estilo de vida e, com isso, obter grandes benefícios. Quando não se cuida da saúde física, a saúde mental também sofre.

DÚVIDAS FREQUENTES

Por que as quedas são tão comuns em quem tem diabetes?

O equilíbrio do corpo está ligado a três fatores que tanto o diabetes quanto o avanço da idade comprometem: a visão; o sistema vestibular, composto do labirinto e do cerebelo; e a força das pernas, que dá a estabilidade. Se o indivíduo com diabetes desenvolver uma neuropatia, perderá a sensibilidade de uma parte do pé e pisará errado. Se tiver catarata, enxergará mal onde pisa. Se tiver pressão alta, maior será sua tendência à labirintite. E se, além de tudo, ele não fizer exercícios de fortalecimento das pernas, as quedas tornam-se mais prováveis. Por isso são tão importantes os exercícios de musculação.

É recomendável fazer exercícios por conta própria?

O ideal é procurar uma academia, pois é importante haver uma ambientação. Estar num ambiente com pessoas saudáveis, num clima diferente e desafiador, faz muito bem. Na atividade física realizada em grupo, na academia, o indivíduo pode exercitar a saudável competição com os colegas e com ele mesmo, o que é um incentivo a mais. Trata-se de um aprendizado construído com persistência, perseverança e, sobretudo, com a clara definição de objetivos. Certamente, uma pessoa de meia-idade com diabetes não vai à academia para atingir uma estética perfeita, mas deve integrar-se ao ambiente e fazer amizades. Assim, ela está optando pela saúde, e não pela doença. E se ainda assim não der certo, talvez seja o caso de mudar de academia, e não de desistir da atividade física.

Como proceder quanto ao risco de hipoglicemia na hora do exercício físico?

É importante que a pessoa com diabetes se exercite sempre em companhia de alguém que saiba o que fazer no caso de uma hipoglicemia, seja o professor da academia ou um colega. E é preciso ter sempre um carboidrato de absorção rápida à mão, seja na terra ou no mar. Nas atividades de longa duração, como uma trilha, e sob sol forte, além de açúcar, o diabético deve se hidratar a cada hora de atividade. E pensar sempre nas situações de emergência, levando consigo a carteira de identificação de diabético, entre outros utensílios necessários à aquela atividade física.

CAPÍTULO 17

Driblando o estresse

Com base nas mais de quatro décadas que tenho de convívio com pessoas que têm diabetes, aprendi que existe, no tratamento dessa condição, uma dimensão que transcende a medicina oficial, aquela que trata dos exames, das recomendações e dos medicamentos: é a que cuida das questões individuais do paciente, que certamente irão significar mudanças em sua vida.

De acordo com a psiconeuroendocrinologia, que estuda o metabolismo humano a partir das alterações emocionais e psicossociais, o estresse tem importância central no diabetes. É por isso que o tratamento não se restringe a fazer testes de dedo, tomar medicamentos, alimentar-se bem e praticar exercícios com regularidade. Quem tem diabetes precisa investir muito em felicidade, o que, de forma concreta, significa combater os fatores que provocam o estresse crônico.

Ao contrário do estresse agudo, que acontece a partir de um susto momentâneo e provoca uma sobrecarga rápida de adrenalina, o crônico polui o cérebro com uma quantidade constante de cortisol, hormônio essencial para a disposição do indivíduo, mas extremamente prejudicial quando em excesso.

Cortisol demais desgasta o organismo, tira a qualidade do sono, perturba o equilíbrio do corpo, provoca distúrbios alimentares e desequilibra a personalidade, podendo tornar a pessoa agressiva ou apática. O excesso de cortisol pode levar até à loucura quando o indivíduo tem um núcleo psicótico mais latente. Tanto é que existe uma psicose orgânica causada pelo uso do sintético desse hormônio. Distúrbios como a doença de Cushing, que produz muito cortisol, provocam distúrbios de comportamento, fome exagerada e excesso de peso.

Tanto o cortisol quanto a adrenalina liberadas no estresse alteram o processo de armazenamento e liberação normais da glicose no corpo. A glicose passa em maior quantidade para o sangue e, quando armazenada, não é liberada pelo fígado aos poucos, mas em grandes porções. Tudo isso torna o seu controle muito mais difícil. O cortisol e a adrenalina também contribuem para que as gorduras se depositem nas vísceras e na parede interna das artérias, entupindo-as.

> **O cortisol é o responsável pela barriguinha do homem de meia-idade, antes reconhecida como a "barriga da prosperidade", mas que, na verdade, é um forte marcador de risco cardíaco.**

No caso de quem tem diabetes, os efeitos do estresse são muito piores porque já existe um distúrbio metabólico estabelecido. Assim, o paciente precisa apostar todas as suas fichas na eliminação dos fatores estressantes, por mais que isso possa lhe parecer difícil ou impossível.

Como acontece com muita frequência nas doenças crônicas, o ponto central do sofrimento do indivíduo não está exatamente na doença, mas em outras questões que, ao serem abordadas e enfrentadas, melhoram muito o seu quadro ou a sua postura diante da doença.

> **Fazer uma blindagem contra o estresse pode parecer impossível diante das pressões financeiras ou das urgências do trabalho. No entanto, não há outra alternativa senão encarar as questões que merecem uma revisão séria na vida.**

Por essa razão, é tão importante valorizar as questões comportamentais durante o tratamento do diabetes, o que se faz ajudando o paciente a obter uma visão global de si mesmo e de sua vida, para que as mudanças necessárias sejam feitas. Ainda que nem todos os problemas possam ser solucionados, certamente alguns são passíveis de mudanças. E todos nós temos o poder de promover mudanças, sobretudo quando elas são cruciais para a nossa saúde.

Pessoas com diabetes que já descobriram o prejuízo que o estresse acarreta mudaram suas vidas, tiveram coragem de enfrentar os problemas e acertar suas questões. E melhoraram. Assim como melhoram aqueles que adotam técnicas de relaxamento, que comprovadamente fazem baixar a glicose — uma aula de alongamento, ioga, dança, meditação ou uma reza. Não se trata de misticismo nem de curandeirismo. Isso é fato.

> **Já se conhece bem o poder que a mente exerce sobre a saúde, e tudo é uma questão de colocar esse poder em prática. É preciso dizer não às lembranças sofridas, ao isolamento, às pessoas que não nos fazem bem.**

Muitas vezes, o que ocorre no diabetes assemelha-se a uma situação hipotética em que o indivíduo está com calor e insiste em aumentar o ar-condicionado enquanto a sua casa está pegando fogo. Às vezes, é difícil para o paciente enxergar como ele deve agir, o que o leva a insistir em posições que não o conduzem a lugar algum. Na verdade, isso é difícil para todos nós. Entretanto, é preciso mudar. Porque se existe algum propósito em doenças como o diabetes, sem dúvida é o de criar oportunidade para uma mudança de vida, uma revisão de valores.

DÚVIDAS FREQUENTES

De que forma as técnicas de relaxamento ajudam no controle da glicose?

Alongar, relaxar, meditar, o que quer que solte a musculatura, que faça o corpo e a mente entrarem em harmonia, será sempre muito bom para quem tem glicose alta. Assim como ouvir música, cantar em um coral, fazer cerâmica, cuidar de plantas, rezar, enfim, tudo o que nos faz escapar do pensamento reentrante fará bem à mente e ao corpo. Quando o foco mental sai das dores psíquicas, as ondas cerebrais diminuem o cortisol, a adrenalina e a glicose. A artéria que está em espasmo pela adrenalina é liberada e a hipertensão melhora. E aí o paciente precisa de metade do remédio ou não precisa dele. E, se além de tudo ele conseguir emagrecer, precisará de menos remédio ainda. Essa é uma verdade que se verifica frequentemente no consultório.

Praticar exercícios físicos também ajuda a combater o estresse?

Os exercícios físicos são fundamentais porque eles realmente abrem uma válvula de escape muito eficiente para o estresse.

PARTE 5

As questões críticas no diabetes

CAPÍTULO 18

A covid-19

Como todos sabem, a covid-19 surpreendeu terrivelmente o mundo, praticamente nada se conhecia sobre o vírus até o seu surgimento. No início da pandemia, acreditou-se que a doença atacava apenas os pulmões causando pneumonia grave, mas em pouco tempo descobriu-se que o vírus podia atingir diversos órgãos do corpo. Hoje, sabe-se também sobre a chamada covid longa, ou pós-covid, quando as manifestações da doença se prolongam por mais tempo, às vezes com bastante gravidade.

O período da pandemia foi extremamente difícil, mas alguns grupos sofreram mais que outros, como foi o caso dos que têm diabetes. Neles, as complicações e mortes decorrentes da doença foram mais numerosas. Isso é compreensível quando lembramos que pessoas com diabetes normalmente têm uma imunidade mais baixa e, portanto, mais infecções, sendo estas mais graves e demoradas. Por isso, elas precisaram mais de internação em UTI, mais entubação, tiveram uma permanência hospitalar mais prolongada e complicada durante a pandemia.

O fato de grande parte dos que têm diabetes serem obesos também contribuiu para o agravamento da doença neles. A obesidade já é considerada uma inflamação do corpo, como já sabemos. Se a obesidade desestrutura o funcionamento do organismo e o diabetes também, é claro que a suscetibilidade ao vírus da covid aumenta muito nesses indivíduos. Verificou-se ainda que o coronavírus foi um gatilho para que as pessoas com pré-diabetes se tornassem de fato pacientes da doença.

A covid foi, realmente, devastadora para esses pacientes, até porque a maioria deles não estava com sua glicose bem controlada. A partir da entrada do vírus no organismo, a fase de liberação de toxinas provocou nos que têm diabetes um estado de resistência insulínica. A glicose subiu muito, requerendo doses altíssimas do hormônio — em alguns casos, foi preciso utilizar uma bomba de insulina. Além disso, muitos dos pacientes tiveram que tomar cortisona, o que por si só também aumenta a glicose.

Em função de todos esses aspectos, teria sido necessária uma equipe experimentada em diabetes nos hospitais durante a pandemia, mas não houve tempo e condições para isso, como sabemos. Diminuir a exposição ao vírus, controlar bem a glicose e ter uma melhor alimentação com redução de peso para os obesos seria o melhor que os pacientes poderiam fazer durante a pandemia. Mas isso também não aconteceu.

> **A inflamação causada pelo coronavírus no organismo libera cortisol e adrenalina pelo corpo, o que aumenta os níveis de glicose no sangue.**

Há várias possibilidades da covid-19 causar complicações, em qualquer paciente. A partir dos pulmões, o vírus pode afetar o músculo cardíaco e causar miocardite, o que leva à falência do coração. Pode acontecer ainda uma obstrução das artérias coronarianas, causando isquemia e infarto.

O vírus já foi encontrado dentro das meninges, o que demonstra que a covid pode causar meningite. A doença pode causar também uma inflamação ou atingir o sistema nervoso central, causando perda de memória e até quadros demenciais. Quando a pessoa tem uma alteração de olfato ou paladar, já se trata de uma alteração neurológica.

Outra ameaça do vírus da covid-19 é a sua interferência no sistema de coagulação sanguínea, o que já é um problema para quem tem diabetes. A hipercoagulação impede a passagem do sangue e obstrui os órgãos, facilitando a embolia pulmonar, morte súbita e infarto.

> **Na maioria das vezes, o vírus da covid é eliminado e não deixa marcas, mas nem sempre é assim. Em função da vacinação em massa, o vírus tornou-se mais brando.**

Ao fim da pandemia, constatou-se que muitos pacientes curados da covid se tornaram pessoas com diabetes do tipo II e ainda do tipo I, pois o vírus também ataca o pâncreas, como mais tarde se verificou. Não se sabe ainda se é o vírus que destrói o pâncreas ou se a destruição é resultado de uma resposta imunológica, semelhante à que pode ocorrer em outros tecidos atacados pelo vírus. Estudos feitos no Brasil e no exterior estão hoje pesquisando essa questão.

OS BIOLÓGICOS NA COVID

A resposta imunológica do nosso organismo é sempre muito forte diante do ataque de um vírus perigoso. É o que se chama tempestade de citocinas, uma resposta inflamatória tão severa que pode fazer com que o sistema imunológico de um paciente ataque seus próprios tecidos. Esse fenômeno explode as células fazendo com que elas liberem toxinas na corrente sanguínea, causando um alto grau de inflamação do corpo.

Em casos assim, podem ser usados os corticoides para diminuir a resposta imunológica, ou os biológicos, aqueles novos medicamentos que vêm sendo pesquisados para a prevenção do diabetes infantojuvenil. Ao “enganar” o sistema imunológico, os biológicos minimizam o ataque às células, mas nada é de graça. Esses medicamentos, além de caríssimos, também apresentam efeitos colaterais e nem sempre funcionam. De qualquer forma, não há como negar que eles são muito mais eficazes e representam um grande avanço.

DÚVIDAS FREQUENTES

A covid branda é perigosa para quem tem diabetes?

Sim. Mesmo a covid mais branda é perigosa para quem tem diabetes, por isso é importante que o paciente esteja muito bem controlado.

Quem tem diabetes teve os mesmos benefícios que a população não diabética com a vacinação?

Sim, e a resposta da vacina foi excelente para os que têm diabetes, assim como na população não diabética. Eles entraram como grupo prioritário para a vacinação, o que foi muito importante. E devem continuar acompanhando o programa de vacinação para ficarem bem protegidos.

CAPÍTULO 19

As demências e a saúde do cérebro

Muitas famílias enfrentam atualmente uma tarefa que não era muito frequente no passado, quando a expectativa de vida girava em torno dos 50, 60 anos de idade. Hoje, quando se vive muito mais, passamos a conviver com mais doenças típicas do envelhecimento. E quanto mais a idade avança, mais os idosos precisam de cuidados especiais.

É quase inevitável que a nossa saúde se deteriore com a idade, mas para quem tem diabetes a situação sempre será pior, pois as complicações da doença se agravam com o tempo. O diabetes de maior duração vai tendo mais consequências em função da degeneração da saúde em geral e do sistema nervoso central em particular, o que facilita o surgimento das demências.

Na verdade, o diabetes já é por si só uma causa de demência. No cérebro, a resistência insulínica causa inicialmente um declínio cognitivo, mas outros fatores do envelhecimento aumentam o risco de surgimento de doenças, como o mal de Alzheimer e a própria demência vascular. Hipoglicemias repetidas também podem causar demências nos idosos com diabetes.

Em última análise, é o cérebro e a medula espinhal — o sistema nervoso central — que comandam todo o organismo, decodificando os estímulos que chegam tanto do sistema nervoso autônomo como do periférico. Por isso, são de extrema importância no diabetes as lesões neurológicas do cérebro, chamadas de encefalopatias, que podem decorrer do comprometimento tanto das artérias de médio calibre como dos capilares.

Como sabemos, o funcionamento do cérebro depende de um fornecimento contínuo de oxigênio e de nutrientes, sobretudo a glicose. Não há, no nosso órgão maior de comando, um sistema de estocagem de energia, como acontece com o fígado e os músculos. Assim, tudo o que interrompe o suprimento de nutrientes para o cérebro obviamente lhe será prejudicial.

Os acidentes cerebrovasculares ocorrem em função de dois grupos principais de fatores. O primeiro são os eventos hemorrágicos, que podem acontecer por uma ruptura nos vasos, por traumatismo cranioencefálico, provocado por queda ou acidente, e picos de pressão. O segundo são os acidentes isquêmicos, que são os mais comuns e importantes no diabetes. Dependendo da região em que ocorrem e de sua extensão, eles podem provocar diferentes níveis de prejuízo às funções cerebrais.

Acidentes isquêmicos acontecem por degeneração dos neurônios, em função do comprometimento dos capilares (as microangiopatias), por infartos lacunares, em que há morte de pequenas extensões do tecido cerebral, e por causa de AVCs, acidentes vasculares em que um pedaço do cérebro é perdido. Esses AVCs, ou acidentes vasculares cerebrais isquêmicos, podem ser transitórios ou definitivos.

Nos acidentes isquêmicos transitórios, a área de sofrimento é pequena e a lesão não será definitiva. O paciente fala enrolado, fica desorientado, tem fraqueza muscular nos braços ou nas pernas, mas recupera-se em pouco tempo. O problema é que, quando ocorre um acidente isquêmico transitório, passa-se a ter uma alta probabilidade de ter um acidente isquêmico definitivo, quando uma área maior do cérebro é comprometida.

Dependendo da parte do cérebro atingida, uma ou mais funções serão comprometidas. O mais comum é que haja uma perda unilateral da função motora do corpo. Mas há casos em que há perda da fala, do equilíbrio e até da consciência, nos mais diversos níveis, chegando em alguns casos ao coma profundo. Há pessoas que vão perdendo a habilidade de raciocínio abstrato, de fluência verbal, de raciocínio numérico ou de percepção espacial.

Todas essas questões, que basicamente provocam lesões na microcirculação do cérebro, configuram as encefalopatias primárias. No entanto, existem ainda as encefalopatias secundárias, quando há distúrbios metabólicos envolvidos. Na maioria das vezes, a alteração do metabolismo, como uma hipo ou uma hiperglicemia, não é capaz de provocar uma lesão neurológica grave no cérebro, mas, em pessoas idosas, uma injúria metabólica pode causar um problema cerebral definitivo porque se soma à degeneração própria da idade. O mesmo ocorre nos casos em que o indivíduo não é idoso, mas já está comprometido por causa do mau controle do diabetes ou porque passou muitos anos com a doença não diagnosticada.

Nunca é demais lembrar que existem outros fatores de risco, além do diabetes, que levam o indivíduo a ter uma lesão neurológica no sistema nervoso central e que devem ser considerados fatores de risco para as doenças circulatórias. Mesmo que consiga manter sua glicose em níveis normais, se o indivíduo fumar, for hipertenso, obeso, estressado, deprimido, sedentário, tiver colesterol alto, comer errado, terá mais propensão aos problemas cardíacos e encefálicos.

Nas encefalopatias mais graves surgem as demências, quando o paciente se torna incapaz de lidar com finanças, reconhecer familiares, perceber situações de risco. Ele perde a noção de realidade e assume um comportamento antissocial, ora agressivo, ora passivo. O indivíduo pode ainda ficar em estado de inadequação e tomar atitudes absolutamente impróprias no ambiente social.

Momentaneamente, uma queda ou um aumento acentuado de glicose podem gerar um quadro mental com características demenciais, mas sem comprometimento estrutural do sistema nervoso central. O mesmo pode acontecer quando o paciente com diabetes está fazendo uso de remédios de ação central ou é usuário de drogas. Caberá então ao profissional estabelecer se está diante de um quadro metabólico, medicamentoso ou de má circulação cerebral. Com os recursos existentes hoje, com muita facilidade se consegue estabelecer a origem do problema. Algumas vezes, ele está na falta de capacidade do coração em bombear sangue para o cérebro adequadamente.

Tonteira, desequilíbrio, má coordenação e dificuldade de caminhar também podem surgir por causa da falta de irrigação da parte posterior do cérebro, o cerebelo, responsável pelo equilíbrio. Normalmente, a obstrução acontece na circulação da artéria vertebral, que leva sangue para a fossa posterior do cérebro. O Doppler do pescoço pode, com facilidade, documentar esse problema. Quando as obstruções são leves, até 30%, não há um grande risco configurado. Mas, quando são graves, de 80% a 100%, elas vão requerer uma medicação pesada ou, em alguns casos, uma cirurgia para retirar ou dissolver a gordura ou abrir os pontos de obstrução.

É recomendável ainda que o paciente, além do Doppler, consulte um otorrinolaringologista para fazer um exame otoneurológico. Nesse exame, o profissional vai pesquisar se o desequilíbrio se deve a uma labirintite, que é comum em quem tem diabetes, ou se de fato trata-se de uma questão circulatória, que está impedindo a chegada adequada de sangue ao cerebelo.

É claro que as encefalopatias são raras em pacientes jovens e bem controlados. O quadro é mais comum em pacientes idosos, que têm fatores associados de entupimento das artérias. De todo modo, é importante ressaltar que o surgimento de qualquer forma de neuropatia pode ter outras causas, seja no diabetes tipo II ou no tipo I, e por isso uma associação imediata com a doença muitas vezes é prejudicial.

Em mulheres jovens com diabetes, por exemplo, que com muita frequência apresentam doença autoimune associada, como o lúpus ou a artrite reumatoide, pode ocorrer neuropatia causada por anticorpos contra os fosfolipídios dos nervos. A síndrome de Sjögren, que seca os olhos, a saliva e a secreção vaginal, é outra doença autoimune que pode produzir sintomas que vão confundir. E nada impede que um paciente com diabetes tenha um tumor, uma compressão nervosa na coluna, uma desnutrição ou uma simples falta de vitamina B12, que ataca os nervos, do mesmo modo que o alcoolismo.

Como a experiência vem demonstrando, não há mais sentido em atribuir várias manifestações clínicas a uma só causa. Com o aumento da expectativa de vida, é natural que as pessoas desenvolvam patologias independentes daquelas que tradicionalmente caracterizavam seu estado de saúde.

DÚVIDAS FREQUENTES

Toda demência que ocorre em pessoas com diabetes é necessariamente causada pela doença?

Nem sempre. Os quadros demenciais também podem estar relacionados com doenças próprias do sistema nervoso central, independentemente do diabetes. Na verdade, há uma grande discussão médica a respeito desses quadros de degeneração do sistema nervoso central, dos quais a doença de Alzheimer é a mais grave.

Pessoas com diabetes correm mais riscos de ter demência?

Segundo pesquisas, sim. De acordo com o CDC (Centers for Disease Control and Prevention) norte-americano, metade dos adultos acima de 45 anos no país estão em risco para desenvolver demência por causa de hipertensão, obesidade e sedentarismo. O mesmo CDC constatou que pessoas com diabetes possuem um risco de 1,5 a 2 vezes maior comparado com a população sem a doença de ter declínio cognitivo, que é o início de uma demência.

CAPÍTULO 20

As neuropatias

Graças ao avanço da medicina, as pessoas com diabetes estão vivendo mais e melhor. Com informação, muitos cuidados e um bom controle, a doença não é mais um fator tão forte de abreviação da vida, como no passado. Por conta disso, as complicações do diabetes, que têm como um de seus fatores de surgimento o tempo de doença, tornaram-se mais frequentes. E, entre essas complicações, as neuropatias são certamente as mais comuns.

Quando chegam ao consultório pela primeira vez após o diagnóstico do diabetes, os pacientes nem sempre têm queixas de formigamento nas pernas ou de dores superficiais nos membros, que são típicas das neuropatias. Entretanto, estatísticas demonstram que, quando se faz a eletroneuromiografia, um exame preciso do funcionamento neurológico, em cerca de 70% dos casos será identificada alguma alteração.

Algumas vezes, pequenas alterações funcionais nos nervos podem acontecer como resultado de um metabolismo desorganizado. Não é raro que pessoas recém-diagnosticadas com diabetes apresentem alterações na movimentação dos olhos, na contração e dilatação da pupila, bem como no controle das pálpebras. Isso acontece porque a glicose mais alta nos nervos se transformou em frutose, que altera o mecanismo de eletricidade nervosa. Todavia, trata-se apenas de distúrbios neurológicos funcionais, que em geral são normalizados quando a glicose retorna aos níveis normais.

> A eletroneuromiografia é o exame que ajuda a diagnosticar a polineuropatia diabética. O exame faz um rastreamento para ver se os nervos estão comprometidos. O exame causa um certo desconforto, pois o paciente recebe pequenos choques elétricos.

É muito comum também que uma neuropatia diabética revele a doença. Em casos de paralisia facial periférica, por exemplo, com muita frequência se descobre o diabetes tipo II. Isso acontece porque o processo de comprometimento dos nervos já estava adiantado, apesar de a doença ter permanecido silenciosa em seus outros aspectos. Já no diabetes tipo I, que tem uma demarcação muito clara do seu início, os comprometimentos neurológicos aparecem com maior frequência depois de 15 anos de doença.

Todo o sistema nervoso pode ser atingido pelo diabetes: o central, composto do cérebro e da espinha dorsal; o periférico, responsável pelas funções sensitivas e motoras; e o sistema nervoso autônomo, que trabalha independentemente do nosso controle.* Por isso, existem as neuropatias do sistema nervoso central, as neuropatias periféricas e as neuropatias autonômicas.

O PÉ DE RISCO

No diabetes, a mais comum entre as neuropatias é a periférica, também conhecida por polineuropatia, que compromete sobretudo os membros e as suas extremidades. Por isso, ouve-se falar tanto sobre os pés no diabetes. Nessa forma de neuropatia, braços e mãos também podem ser atingidos, mas com menor frequência. Nosso cérebro equivale a uma caixa de força que distribui energia elétrica para todo o corpo por meio de um intrincado sistema de fiação. De fato, essa imagem é bastante fiel à realidade, pois o comando neurológico que o cérebro exerce sobre todo o organismo ocorre através de um sistema elétrico de despolarização e repolari-

---

* O sistema nervoso autônomo age a partir da liberação de dois neurotransmissores principais: a noradrenalina, secretada pelo sistema simpático, e a acetilcolina, secretada pelo sistema nervoso parassimpático. Esses neurotransmissores estabelecem uma polaridade em todo o organismo: enquanto a noradrenalina é responsável pela dilatação da pupila, o relaxamento da vesícula biliar, dilatação dos pulmões etc., a acetilcolina vai atuar de forma contrária, promovendo a constrição da pupila, a contração da vesícula, a constrição dos pulmões etc.

zação, que acontece a partir de mudanças químicas nas células nervosas. Quando se tem diabetes, esses "fios" de comando podem entrar em curto-circuito, como se estivessem molhados, ou velhos e mal encapados.

Na polineuropatia, a rede de nervos — que sai do cérebro, segue pela coluna e vai pelos espaços intervertebrais até as pernas — tem o seu metabolismo corrompido. Os nervos das extremidades do corpo, que são os mais finos da rede, são atingidos em sua função e estrutura e começam a quebrar, a ter suas conexões rompidas.

Com o tratamento, as conexões dos nervos podem ser "religadas" e eles se recuperam, caso não estejam completamente mortos. No entanto, a velocidade dessa recuperação é muito lenta.

Utilizando os ossos do corpo como comparação, enquanto estes levam cerca de dois meses para calcificar quando se quebram, os nervos que chegam aos pés podem levar dois anos para se recuperarem. Atualmente, a polineuropatia, ou neuropatia periférica, pode ser facilmente diagnosticada a partir da eletroneuromiografia, exame que testa a condução elétrica da ponta do pé até a cabeça, verificando se o sistema de decodificação do cérebro está sendo feito de forma adequada. Algumas vezes, um problema que atinge a perna pode ser localizado na saída do nervo, na coluna.

E, outras vezes, o exame deixa claro que o problema não é o diabetes, mas sim uma compressão do nervo em algum lugar do corpo. Normalmente, a polineuropatia surge de forma simétrica e é basicamente sensorial. O primeiro sintoma pode ser um formigamento no pé, que se torna mais aparente quando a pessoa vai se deitar, já que durante o dia a sua atenção está voltada ao trabalho, aos afazeres diários. Na quietude da noite, pela falta dos inúmeros estímulos que ocorrem durante o dia, os sintomas surgem de forma mais perceptível.

Sensações desproporcionais aos estímulos são muito comuns nas polineuropatias. Alguns pacientes apresentam uma baixa de sensibilidade, chamada de hipoestesia, que diminui a sensação de dor, mas há pessoas que desenvolvem uma anestesia total no pé. Em outros casos ocorre uma disestesia, que deturpa a percepção dos estímulos físicos. Um objeto espetado no pé será percebido não como uma alfinetada, mas como o contato de um palito grosso, por exemplo. Um sopro no pé pode causar a sensação de queimação. O contato da roupa pode ser percebido como um arranhão na perna ou nos pés.

Alguns pacientes apresentam uma diminuição das sensações, mas outros têm uma exacerbação. E ainda outros têm dor espontânea, que obviamente é o que mais incomoda. A dor é ainda maior quando o indivíduo está em repouso, à noite, e nem sempre os analgésicos conseguem uma boa resposta. Apesar de a dor sacrificar muito o paciente, do ponto de vista médico a anestesia é o quadro mais preocupante, porque o deixa desprotegido em caso de lesões, que ele pode nem perceber.

Se ele ferir o pé com um cigarro aceso ou uma tachinha, não sentirá nada. Em alguns casos, uma bolha criada a partir de um sapato inadequado pode fazer com que o paciente distribua mal o peso do corpo ao andar, o que vai provocar uma calosidade no pé. Depois de um certo tempo, essa calosidade funciona como um corpo estranho que fura a carne e pode infeccionar.

Quando o paciente perde a sensibilidade do seu pé, ele terá um pé de risco. Em geral, são pessoas idosas com diabetes de longa duração, ou com diabetes malcuidado. Por essa razão, o adulto com diabetes tem de criar uma rotina de exame dos seus pés, massageá-los, lubrificá-los, porque é comum que escamem. Na verdade, há uma série de recomendações que o paciente deve seguir. A escolha dos calçados, por exemplo, é da maior importância e já existem no mercado calçados apropriados para quem tem diabetes. Deve-se evitar o uso de sandálias com tiras de borracha entre os dedos e dar preferência àquelas de solado mais grosso, com ajuste de velcro, que proporcionam segurança com menos pontos de pressão localizada e com uma boa distribuição de carga.

Quem tem diabetes não pode, por exemplo, usar um calçado novo o dia inteiro. Terá de usá-lo no início por duas horas apenas, para evitar pressões no pé, que poderão causar bolhas. Ele também não pode fazer uma caminhada com uma meia que tem costura, porque uma simples irregularidade na meia pode provocar um trauma. E deve secar muito os pés, entre os dedos.

Uma micose entre os dedos (pé-de-atleta) ou na unha pode facilitar a penetração de bactérias que levam a infecções mais graves, até porque a imunidade de quem tem diabetes não é boa.

Muitas vezes, além da sensibilidade e da imunidade, há comprometimento da circulação e da oxigenação dos pés. Tudo isso favorece o risco de que uma simples micose evolua para uma gangrena. Há pacientes tão cuidadosos que usam um secador de cabelo para secar os pés, o que é bom, ainda que se deva ter cuidado com a questão da temperatura.

Quando há calosidades, o que aconselho aos meus pacientes é que coloquem os pés em uma bacia de água morna misturada com um antisséptico, como o permanganato (numa coloração rosa bem clara) por meia hora. Depois disso, pode-se lixar as calosidades com uma lixa d'água. Se isso for feito todos os dias, a melhora será significativa. Substâncias tóxicas nunca devem ser usadas para eliminar calos porque são prejudiciais. E quando for preciso retirar uma calosidade maior, deve-se fazê-lo com um especialista instrumentado, jamais com um leigo.

Outra recomendação essencial diz respeito ao corte das unhas, já que, caso encravem na pele, pode ter início um processo inflamatório muito grave e perigoso. As unhas, ao serem cortadas, devem ficar com as pontas de fora, sempre. E nunca se deve retirar as cutículas, pois isso facilita a entrada das bactérias. As famílias devem prestar muita atenção a esses detalhes e estabelecer critérios rigorosos sobre quem vai cuidar das unhas do paciente, sobretudo quando ele é obeso ou idoso. Uma manicure apressada ou não habilitada, apesar de toda boa intenção, pode acabar provocando uma tragédia.

Dentro desse cuidado mais específico com os pés da pessoa com diabetes existe a questão da distribuição de carga, que já conta com métodos próprios de resolução. Há um exame chamado de plantigrafia, em que o paciente, ao pisar numa placa especial, determinará como está a distribuição de sua carga corporal sobre os pés. Com moldes específicos e técnicas de contrabalanço, é possível fazer sapatos ou palmilhas especiais, para uma adaptação compensatória.

Esses cuidados podem parecer obsessivos, mas a verdade é que eles são muito importantes no pé de risco. São pés que muitas vezes se deformam, cujos dedos podem se deslocar um sobre o outro, ou se retraírem. Deformidades nas unhas também podem ocorrer, além de outras alterações, como uma exuberância óssea, um bico de papagaio num dos dedos, que, ao encostar no outro, pode causar uma úlcera. Nesses casos, medidas simples, como colocar um acolchoamento entre um dedo e outro, ou uma pequena cirurgia ou ainda o uso de um sapato apropriado que não pressione o dedo deformado, vão ser de extrema utilidade.

Hoje, já podemos contar no Brasil com algo que existe há muito tempo nos países do Primeiro Mundo, que são os profissionais especializados em cuidar dos pés. Inclusive, já há cursos superiores de podologia.

Nem sempre quem tem um pé de risco sente dores. É interessante notar que, ao iniciar o tratamento e melhorar o metabolismo, a dor existente pode se intensificar. Isso acontece porque, quando a passagem do nervo é recuperada, ele percebe melhor a sensibilidade dolorosa. Por isso, embora esteja melhorando, o paciente tem a impressão de piora. Quando o paciente deixa de sentir dor, apenas o especialista poderá avaliar se isso representa uma melhora ou uma piora, pois o nervo pode estar tanto recuperando sua função quanto sendo "queimado", levando o paciente da hipoestesia para a anestesia.

De forma quase universal, a neuropatia periférica é sensitiva, mas em alguns casos pode surgir um comprometimento motor do paciente, seja porque ele está com desnutrição acentuada, não faz exercícios ou porque há algum comprometimento motor geral ou pontual. Exemplo deste último é quando ocorre uma isquemia ou um infarto de um nervo que controla a posição do pé, fazendo com que "caia". É o que se chama de pé equino. O paciente arrasta o pé ao caminhar e não consegue erguê-lo. Todos os cuidados e orientações dispensados aos pacientes adultos com diabetes no que se refere aos pés são justificados. E, quando surge uma infecção, os cuidados deverão ser redobrados.

Será necessário fazer uma limpeza adequada, usar antibióticos e repouso. Deve-se também verificar as condições circulatórias do paciente, pois é preciso fazer chegar sangue à região afetada. O Doppler arterial é o exame mais indicado nesses casos e, se há comprometimento, o profissional terá de utilizar os recursos existentes para irrigar, de modo adequado, a infecção, evitando, assim, a piora do quadro.

Em muitos casos, infelizmente, a amputação é inevitável para salvar a vida do paciente. Ainda que haja alternativas cirúrgicas a esse procedimento, às vezes o estado geral do paciente não permite que elas sejam utilizadas. Em casos assim, profissionais habilitados e de bom coração certamente ajudarão a família nessa decisão dramática. O medo da amputação é algo que desespera muito o paciente, o que é plenamente compreensível, mas a verdade é que, ao ser feita, ele recupera com muita rapidez a sua estabilidade clínica.

A idade é um fator importante e, quanto mais jovem, melhor a recuperação após a amputação, mas este fator não é o primordial. É muito importante avaliar o estado geral do paciente, seu grau de consciência, condição cardíaca e a existência de doenças associadas. Embora a medicina permita a quem tem diabetes uma sobrevida muito maior, é preciso considerar a questão da qualidade de vida. Sobre esse aspecto, a família tem de ser muito bem esclarecida para saber o que está acontecendo de fato com o paciente e o que é ou não conveniente ao seu caso específico.

Ao ser feita a amputação, é importante que o paciente comece a fisioterapia tão rápido quanto possível, para retomar sua vida. Experiências mostram que quem perde uma perna e fica na cama morre mais cedo do que quem tem uma cadeira de rodas. E quem usa muletas tem uma sobrevida ainda maior, menor apenas do que aqueles que conseguem uma perna mecânica. É evidente que todo o processo de adaptação que o paciente vai requerer após uma amputação é delicado. Ele precisará de motivação e, com muita frequência, de apoio psicoterápico. Além, é claro, do apoio de sua família, que é insubstituível.

QUESTÕES DIGESTIVAS

A neuropatia autonômica, aquela que compromete os sistemas sobre os quais não temos controle, pode prejudicar muitas de nossas funções. Uma delas é a regulação térmica, feita por meio da transpiração, que elimina o calor do corpo. Por isso, algumas pessoas com diabetes têm transpiração assimétrica. Podem suar de um lado do corpo apenas, ou em sua metade inferior ou superior, ou quando se alimentam.

Essa forma de neuropatia também pode atingir o aparelho digestivo e alterar os tempos de estágio do bolo alimentar em seus diversos segmentos. Em situação normal, ao fazer a deglutição, enviamos o alimento da boca para o estômago. No entanto, as ondas que fazem essa propulsão, em quem tem uma disfunção autonômica, podem agir no sentido contrário, provocando dores torácicas, que às vezes são confundidas com um infarto.

Acontecem também a regurgitação e a aspiração pulmonar da comida; esta última gera pneumonias de repetição. Na verdade, várias alterações digestivas podem ocorrer quando há comprometimento da função autonômica no paciente. Na passagem do alimento do esôfago para o estômago, e do estômago para o intestino, existem anéis, ou esfíncteres, para ser mais exato, que abrem e fecham de acordo com o trânsito do sistema digestivo, para que haja tempo para o bolo alimentar receber os sucos necessários à quebra dos alimentos. Com a neuropatia autonômica, que atinge esses esfíncteres, pode acontecer a gastroparesia diabética, quando o alimento fica parado por muito tempo no estômago, o que provoca dilatação do órgão, mau hálito, regurgitação, sensação de peso e má digestão.

Em condições normais, o alimento, após duas horas, já passou pelo estômago. Na gastroparesia diabética, essa passagem pode levar oito, dez, 12 horas, o que significa uma piora acentuada na qualidade de vida do indivíduo. Além disso, haverá uma interferência sobre o equilíbrio do açúcar, cujo pico de entrada no sangue ocorre em torno de uma hora depois da alimentação.

Se há uma paralisação no estômago, é claro que isso não vai acontecer. Isso vai instabilizar o controle do diabetes porque se torna mais difícil calcular o tempo de entrada no sangue para se fazer o ajuste do comprimido ou da dose de insulina.

A gastroparesia diabética pode vir associada a uma outra alteração no trânsito digestivo, a enteropatia diabética. Habitualmente, quando o alimento passa pelo duodeno, recebe dois tipos de suco: o pancreático, que tem muita tripsina para quebrar as proteínas, e o biliar, que possui emulsificadores para digerir as gorduras. Se quem tem diabetes não conta com uma boa produção de sucos digestivos, há uma chance de não haver boa produção do suco pancreático. Com isso, não há como fazer a digestão adequada das proteínas, o que gera diarreia, com a presença de alimentos não digeridos.

Já os cálculos biliares, que são relativamente frequentes na população em geral, podem causar uma situação crítica em quem tem diabetes, por sua pior condição imunológica e pelo maior risco cardíaco. Nos casos em que a vesícula está contaminada com bactérias, ela torna-se uma causa crônica de descompensação da doença. Se o cálculo entupir a saída do suco pancreático, isso gera uma pancreatite, que pode acabar de vez com a função pancreática.

Em geral, indica-se a cirurgia nesses casos, já que as consequências de uma pancreatite ou inflamação são muito graves. Entretanto, a cirurgia na população com diabetes envolve mais complicações, e por isso será necessário um controle rigoroso do diabetes e das demais condições que envolvem a avaliação do risco cardíaco, sobretudo quando o paciente for idoso. O fato é que, para quem tem diabetes, uma vesícula comprometida é um fator adicional de perigo.

Voltando às alterações intestinais, elas em geral acontecem em duas fases quando há comprometimento neurológico autonômico do sistema digestivo da pessoa com diabetes. Na primeira predomina a constipação (prisão de ventre), quando o intestino não tem força mecânica para exercer o ritmo adequado. Na segunda fase acontece a diarreia, que pode ter muitas outras origens, além da falta dos sucos digestivos. Uma delas é a proliferação exagerada de bactérias nocivas, que liberam toxinas.

Algumas pessoas com diabetes podem ter tanto prisão de ventre como alternância entre prisão de ventre e diarreia, o que, nos casos graves, pode levar à desnutrição extrema. Até há pouco tempo, isso era muito comum nos bolsões de pobreza, em pessoas com diabetes de longa duração, malcuidados, malnutridos. Hoje, felizmente, esse quadro é menos comum. Quando se usa a insulina, que é anabolizante, o paciente ganha massa muscular e também melhora as condições da musculatura lisa que envolve o tubo digestivo. Com um bom controle do paciente, aliado a dietas especiais e ao uso de enzimas digestivas, é possível minimizar essa série de problemas digestivos e mesmo revertê-los.

A neuropatia autonômica também pode afetar o coração. Sem a ação dos nervos para acelerar ou desacelerar os batimentos, o órgão passa a funcionar com uma frequência quase constante. Com isso, o paciente perde a capacidade de resposta cardíaca, o que é muito perigoso.

Se for preciso correr, o que demanda mais sangue para a massa muscular em esforço, e o coração não conseguir aumentar sua atividade, pode ocorrer um desmaio, por falta de irrigação sanguínea no cérebro. Essa situação, por si só, já é bastante preocupante, mas pode ser agravada por outros distúrbios cardíacos em pessoas com diabetes, como a elevação da pressão arterial. Tudo isso compromete bastante a qualidade de vida, sobretudo em pessoas idosas, que são as mais afetadas por todas essas situações.

A mais comum das situações é a queda, que pode ser evitada com alguns cuidados e quando se conhecem as suas razões. Quando o indivíduo está deitado ou sentado e se levanta, a gravidade faz com que o sangue desça para as pernas. Então, o corpo comprime as artérias, para reter o sangue. No entanto, se não há o devido equilíbrio entre os sistemas simpático e parassimpático, para acelerar o coração e controlar o tônus vascular, fazendo o relaxamento e o estreitamento das artérias, o sangue desce e não chega ao cérebro, causando tonteira, sensação de desmaio, escurecimento da visão.

Há inúmeros métodos para avaliar o comprometimento do coração por neuropatia autonômica, incluindo o *holter*, que avalia a variabilidade da frequência cardíaca, assim como o TILT (teste da mesa inclinada), entre outros, que ajudam muito na elucidação do diagnóstico.

DÚVIDAS FREQUENTES

Por que o diabetes pode provocar amputações?

A amputação é um recurso extremo que pode ser necessária devido a dois fenômenos. Um, mais comum, é a neuropatia, em que a pessoa perde a sensibilidade, se fere e acaba abrindo uma porta para infecções que causarão a amputação. No entanto, pode acontecer também por uma questão circulatória, quando o sangue não chega adequadamente aos pés e dedos, devido à formação de placas nas artérias. Também podem acontecer os dois problemas ao mesmo tempo, geralmente nos membros inferiores.

Como evitar as quedas provocadas pelo diabetes?

Recomenda-se às pessoas que sofrem com esse problema que evitem levantar-se bruscamente. É preciso primeiro se sentar por alguns minutos e esperar pela acomodação da circulação. Só então se deve levantar e caminhar, devagar e com apoio. O uso de meias elásticas de média compressão e remédios apropriados ajuda a diminuir o problema. Também é muito importante que, ao surgirem episódios desse tipo, a pessoa possa aferir a pressão e a glicose, para discriminar entre uma e outra o que de fato provocou o distúrbio. Esses dados são muito valiosos para o médico, e seria muito bom se todos os pacientes pudessem proceder dessa forma.

A síndrome do túnel do carpo em quem tem diabetes só pode ser resolvida com cirurgia?

Qualquer pessoa pode desenvolver essa síndrome, mas ela é mais comum em quem tem diabetes. Trata-se de uma compressão do nervo mediano no túnel do carpo, uma passagem por onde o nervo percorre, junto com tendões que vão para os dedos e se estendem desde o antebraço até a palma da mão. Os principais sintomas da síndrome do carpo são dor na mão e no braço, acompanhadas de dormência ou formigamento. Em pessoas com diabetes pode ocorrer esse quadro em períodos de descompensação, e, ao controlar melhor a glicemia, a compressão do nervo pode diminuir, muitas vezes evitando a necessidade de cirurgia.

CAPÍTULO 21

A visão

De todos os fantasmas que cercam o diabetes, a cegueira é certamente o maior. Das complicações da doença, é sem dúvida a mais temida. Quem recebe o diagnóstico de diabetes tende a se apavorar quando percebe alguma alteração em sua visão, achando que vai perdê-la definitivamente. Entretanto, na maioria dos casos, não há motivo para desespero.

Quando se diagnostica a doença e a glicose ainda está alta ou em fase de desequilíbrio, as células nervosas que estão na retina, e que são alimentadas pela glicose, vão estar trabalhando mal, como já vimos. Quando isso acontece, a visão é distorcida. Em cerca de três meses, quando a glicose se estabiliza a partir do tratamento, tudo volta ao normal. Por isso, é muito comum que os oftalmologistas recomendem aos que têm diabetes e estão nessa situação que aguardem a estabilização dos níveis da glicose para fazer novos óculos.

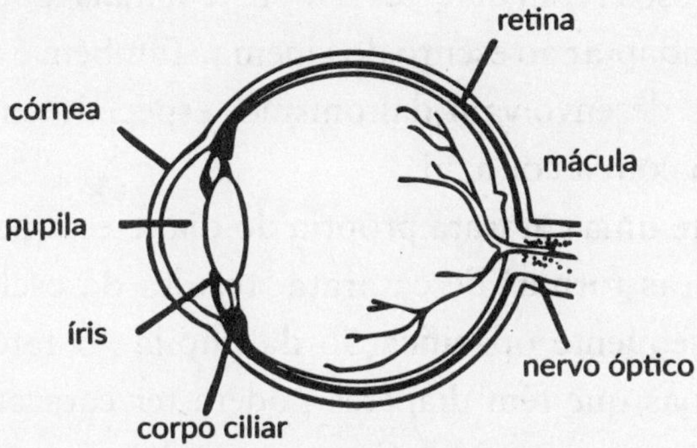

O diabetes pode provocar distúrbios na visão, mas, como em tudo na doença, o desenvolvimento e o agravamento deles dependerão do controle. Por isso, é essencial entender como a visão pode ser afetada pelo aumento da glicose.

O olho humano é uma esfera e em sua parte exterior está a íris; em seu centro está a pupila, por onde a luz é filtrada. No interior do olho existe um espaço de água e depois a retina, uma tela feita por mais de cem milhões de fotocélulas que forra o líquido do globo ocular. A retina registra a imagem que é projetada sobre ela e a converte para um padrão de impulsos elétricos que, através do nervo óptico, vão para o cérebro, onde serão decodificados.

O reflexo automático da pupila, que fecha na claridade e se abre na sombra, não é tão bom nas pessoas que têm diabetes. Por isso, a claridade pode incomodá-las mais. Pessoas com diabetes sempre têm mais dificuldade para se adaptar ao escuro do cinema. Também é comum que elas desenvolvam daltonismo, especialmente relacionado com a cor azul.

Existe uma catarata própria do diabetes, que, como nas outras formas de catarata, resulta da esclerose e da consequente opacificação da pupila. O fato é que as pessoas que têm diabetes podem ter catarata mais precocemente na vida. Como uma doença crônica e degenerativa, o diabetes, se não for controlado, antecipa o envelhecimento, como vimos. Então, em vez de ter catarata ou glaucoma aos setenta anos, essas doenças podem surgir aos quarenta. Muitas vezes, é a catarata precoce que leva ao diagnóstico da doença.

Além da pupila, a retina pode ser atingida pelo diabetes, o que é bem mais grave. Quando a microcirculação da retina é comprometida e os vasos capilares deixam de irrigá-la, são formadas manchas algodonosas, que são sinais de sofrimento por falta de irrigação sanguínea. Nesse processo isquêmico alguns vasos ficam amputados, microaneurismas são formados e, quando se rompem, provocam pequenas hemorragias na retina.

Há ainda o edema na retina, provocado por agressões resultantes de um metabolismo desregulado no olho, que acaba prejudicando a sua capacidade funcional. Esses edemas podem fazer com que a pessoa perca a visão periférica, mas, quando atingem a parte central da visão, que converge para o nervo óptico, ou o próprio nervo óptico, podem cegar.

No diabetes as lesões no olho podem ser divididas em três tipos: as incipientes, as moderadas e as graves.

Nas lesões incipientes, observam-se alguns vasos com a permeabilidade aumentada. Às vezes, um pouco da linfa do sangue escapa para fora. Microaneurismas podem surgir em determinados pontos, mas tendem a desaparecer em seguida. Não há prejuízo estrutural do olho e, em muitos casos, não há sequer um prejuízo funcional, o que faz com que o indivíduo continue enxergando normalmente.

Na lesão moderada, os microaneurismas se rompem e provocam pequenas hemorragias na retina. É como se jogássemos um tomate numa tela de cinema. Dá para ver o filme, mas pequenas partes da tela estarão manchadas. A visão não está comprometida de modo acentuado, a não ser que as hemorragias ocorram na mácula ou no nervo óptico.

Nas lesões graves, forma-se uma rede de vasos que migra para dentro da cavidade ocular, justamente na região por onde o raio de luz precisa passar para alcançar a retina. A parte líquida do olho é tomada por novelos de "algas flutuantes", que rompem com facilidade porque estão em meio líquido e não há tecido para contê-los. Se há uma pressão maior, os vasos se rompem e as hemorragias impedem que os estímulos luminosos alcancem a retina. É a retinopatia pré-proliferativa ou proliferativa, altamente associada à perda da visão. Nesses casos, pode haver a retração da retina ou até o seu descolamento, porque ela está muito frágil. Há alternativas em alguns casos, em outros, não. Muitas pessoas que têm diabetes não apresentam alteração alguma na visão, embora tenham várias lesões na retina. E se ainda enxergam bem, é porque essas lesões ainda não atingiram pontos críticos. Por isso, o exame oftalmológico é fundamental, assim como o imediato tratamento das lesões. Não se deve esperar uma piora da visão para conter as lesões, como frequentemente acontece.

As pessoas têm uma grande resistência à cauterização das lesões com o *laser*, entretanto, essa é a melhor maneira de evitar a progressão das lesões do olho. E a técnica deve ser utilizada logo, ainda nas lesões incipientes. Infelizmente, há vários mitos envolvendo essa prática, assustando o paciente. Assim, quando decidem pelo tratamento, as lesões já se complicaram demais. O *laser* é preventivo, pois não cura a lesão, apenas isola a área suscetível de agravamento. É importante destacar que a técnica deve ser executada por mãos experientes.

A cortisona intraocular e a vitrectomia (cirurgia para varredura dos vasos) seguida de cauterização são métodos que também podem dar bons resultados nas lesões mais graves do olho, mas o melhor será sempre a prevenção, quando as primeiras lesões surgirem. Por isso, não se deve esperar pela perda da acuidade visual e, pelo menos uma vez por ano, é preciso consultar um oftalmologista quando se tem diabetes.

ALÉM DOS OLHOS

O exame de fundo de olho é o mais utilizado para verificar o grau de lesão dos olhos. Trata-se de um exame da maior importância, feito por meio da dilatação da pupila, com colírio, que permite ao especialista observar diretamente a rede capilar do paciente. O exame extrapola a sua função porque é o único que permite traçar um paralelo com o estado dos outros órgãos, sobretudo o rim. A microcirculação do olho tem semelhança com a do rim. Por isso, sempre que alguém tem lesão na retina deve fazer exames para comprovar o comprometimento renal.

Minha experiência com o maior grupo de estudos de olho diabético, o Steno, um centro de referência em diabetes na Dinamarca, me convenceu de que o fundo de olho é um exame muito eficiente. Todos os avançados trabalhos desenvolvidos nesse centro de pesquisa utilizavam essencialmente esse exame, que selecionava os pacientes que precisavam de tratamento daqueles que não apresentavam lesões, e, portanto, podiam voltar para o exame oftalmológico no prazo de um ano. Em nosso país, por conta das graves distorções do sistema privado de saúde, foram criados inúmeros exames e aparelhos que, a meu ver, não superam a utilidade do simples exame de fundo de olho.

Quem está com o fundo de olho normal tem uma chance muito menor de agravamento, o que não é verdade para aqueles que já apresentam alguma alteração. O tempo, o grau de controle e a abordagem do tratamento seriam os fatores que determinariam a progressão ou não do quadro. Se houver outros problemas associados que afetam o olho, como a hipertensão, a situação se agrava.

A questão do olho no diabetes, portanto, exige o conhecimento do grau de lesão existente e a adoção de cuidados apropriados. Para os diabéticos, é comum, muitas vezes no início da doença, que uma paralisia dos músculos ocorra, fazendo cair a pálpebra ou prejudicando a movimentação dos olhos. Com isso, a pessoa passa a ver duas imagens. São situações que vão necessitar de fisioterapia ou cirurgia, em alguns casos. É claro que eventos desse tipo abalam muito o paciente, mas são bem diferentes daqueles em que há um comprometimento real da retina.

A grande maioria das pessoas com diabetes que apresentam lesão avançada na retina está com a doença mal controlada. Mas em alguns casos há uma piora das condições da visão por causa de associações com outras doenças. Há no diabetes, sobretudo no infantojuvenil, uma associação com doenças tireoidianas em 20% dos casos. E uma delas, o hipertireoidismo, pode provocar a lesão da córnea. O diabetes descontrolado precipita e agrava o hipertireoidismo, e o hipertireoidismo agrava o controle do diabetes. E ambas as doenças afetam os olhos de formas distintas. Essa é uma questão que deve ser cuidadosamente analisada por um especialista.

DÚVIDAS FREQUENTES

Secura nos olhos pode ser um sintoma do diabetes?

Sim. Quem tem diabetes pode se queixar da sensação de areia neles, o que não é grave, pois acontece na frente do olho e não atrás, onde está a parte mais nobre da visão. Há colírios lubrificantes que minimizam o problema. Rompimentos visíveis nos vasos periféricos dos olhos também não representam perigo.

É verdade que mulheres com diabetes podem ficar cegas quando engravidam?

Não é bem assim. A verdade é que a gravidez agrava a lesão ocular quando ela existe. E se é uma lesão avançada, as chances de a mulher ficar cega são, de fato, altas. Entretanto, se é uma lesão pequena, ela pode se agravar um pouco, mas certamente haverá reversão com o nascimento do bebê. A indicação nesse caso é o *laser*, para coagular os pontos frágeis que poderão sangrar. Em algumas situações, em gestantes com alta probabilidade de piora da visão, opta-se pela cauterização com *laser* da parte periférica da visão, preservando a central. Isso evitará o descolamento da retina.

O que há de mais novo em exames para pessoas que têm a visão afetada pelo diabetes?

Atualmente, existem substâncias antiangiogênicas que evitam a proliferação de capilares dentro do globo ocular, que podem atrapalhar a passagem da luz ou romper um vaso. Em função desses tratamentos, hoje muito mais acessíveis, diminuíram bastante os casos de cegueira em decorrência do diabetes.

CAPÍTULO 22

A disfunção erétil

Todo homem, em algum momento, pode falhar. No entanto, esse fato não é bem aceito por quem tem diabetes. Por conta de tudo que já ouviu falar sobre a doença, é muito comum que ele faça uma associação direta entre uma eventual falha no seu desempenho sexual com a impotência. E acha que está impotente. Isso gera uma perturbação psicológica que, inevitavelmente, tende a provocar novas falhas em sua vida sexual.

Os pontos-chave no diagnóstico da disfunção erétil são a ereção durante o sono e a ereção matinal. Se ambas acontecem, é prova de que não há disfunção física; eventuais falhas têm outra origem. Muitos homens maduros com diabetes — e mesmo aqueles sem a doença — esquecem que a ausência de ereção pode estar relacionada a problemas no relacionamento afetivo, à falta de conexão com a parceira, ou ainda a outras dificuldades pessoais que estejam enfrentando.

Por motivos culturais, é muito comum que o paciente com diabetes esconda a disfunção sexual dos médicos.

Queixas espontâneas costumam ser raras. No entanto, quando o médico tem o hábito de perguntar sobre disfunções sexuais aos pacientes com diabetes, obtém sempre um bom número de reclamações. O paciente também mente com frequência e, nesse aspecto, o relato da esposa ou companheira é importante. Muitas vezes, é ela quem levanta a questão ou sinaliza com o olhar ou com gestos que o marido não está relatando a verdade.

Apesar dos tabus, é importante que o desempenho sexual do paciente seja levado em conta no tratamento do diabetes. Evidentemente, no momento apropriado. É claro que um paciente descompensado, que chega ao consultório com diversos comprometimentos, vai exigir uma atenção prioritária em outras questões que não sejam as sexuais, mas essas deverão ser abordadas tão logo seja possível. Existem hoje diversos exames modernos para confirmar se realmente há um distúrbio orgânico envolvido na disfunção erétil, como testes de ereção, de fuga venosa, cavernografias etc.

A simples dosagem dos hormônios masculinos, responsáveis pela libido, juntamente com o histórico do paciente, já oferecem dados muito confiáveis ao médico experiente.

Se o paciente tiver as respostas efetoras verificadas na ereção noturna e na matinal, se as dosagens hormonais não mostrarem alteração e se não houver comprometimentos de outros órgãos, como coração, rins, fígado e pulmão, que enfraquecem o organismo, é muito provável que a disfunção erétil seja consequência de um distúrbio psicogênico, que normalmente tem origem no estresse. Na verdade, a principal causa da impotência no homem de meia-idade, com ou sem diabetes, é o estresse.

Há, então, um vasto campo de pesquisa a ser feita. A relação com a companheira é rica e estimulante? Se há uma relação extraconjugal, como o paciente se comporta sexualmente nela? A ereção que não acontece no dia a dia surge durante as férias, longe de casa e do trabalho? A análise de todas essas questões muitas vezes revela aos homens com diabetes, preocupados com sua virilidade, que, embora pensem que estão com disfunção erétil, eles na verdade não têm esse problema.

Se o paciente apresenta desânimo e desinteresse em outros aspectos de sua vida também, isso confirma a evidência de que a pouca ou nenhuma vontade de fazer sexo se inclui numa questão muito mais ampla. E aí será necessária uma reformulação da vida do paciente, a melhora de sua alimentação, a prática de uma atividade física, de uma atividade relaxante e a eliminação dos fatores estressantes de sua vida.

A disfunção erétil também pode ser provocada por drogas. Os antidepressivos, sedativos, remédios para hipertensão arterial e para o coração e a própria utilização de múltiplos medicamentos interferem no desempenho sexual masculino, pois, em geral, eles aumentam a vasodilatação ou afetam neurotransmissores. Medicamentos também podem provocar o aumento da produção de prolactina, um hormônio que inibe a sexualidade. Nesses casos, o médico certamente saberá revelar ao paciente a origem da piora do seu desempenho sexual, mostrando as soluções possíveis.

Nos casos de disfunção erétil verdadeira, o quadro é bem diferente. São homens que têm desejo, fantasias sexuais, mas não têm ereção. Normalmente, eles procuram praticar sexo, embora sem penetração. Os homens com diabetes que apresentam disfunção erétil, em geral, têm história de longa duração da doença, com outras complicações e neuropatias dos órgãos autonômicos, o que faz com que não controlem muito bem a urina, as fezes ou a digestão. Na verdade, a impotência geralmente não vem sozinha e há todo um quadro bem amplo de descompensação que a acompanha. Entre os pacientes adultos com diabetes mal controlado, cerca de 40% apresentam o problema.

PARA CADA CASO, UMA SOLUÇÃO

A ereção acontece quando o sangue que entra nos corpos cavernosos do pênis encontra uma certa obstrução em sua saída. Nos homens com diabetes, consequências comuns da doença, como a neuropatia e o comprometimento das artérias, podem causar a disfunção erétil.

Se houver algum comprometimento arterial na região, o sangue não entrará corretamente e sua saída poderá ser mais rápida do que a entrada, o que vai prejudicar a intumescência peniana. Poderá acontecer ainda uma desregulação dos esfíncteres, que controlam a entrada e a saída do sangue, ou uma neuropatia sensitiva, em que há diminuição da sensibilidade no pênis. Outro sintoma é a ejaculação retrógrada, para dentro da bexiga. A presença de esperma na urina aponta esse mau controle autônomo da função dos esfíncteres.

O homem recém-diagnosticado com diabetes pode ter, de fato, alguma disfunção porque não está metabolicamente funcionando bem. Mas ele, com certeza, não tem uma lesão estrutural da função do pênis, que é o que vai causar a impotência, que leva de cinco a vinte anos para se estabelecer.

Com o controle do diabetes, a melhora da imunidade, da circulação e do preparo físico e a indicação correta de medicamentos, o quadro pode ser revertido. Os vasodilatadores orais, como o Viagra entre outros, têm se mostrado muito úteis nos casos de disfunção erétil e podem ser usados por homens com diabetes, com ressalvas que também valem para os que não têm a doença. É preciso que não haja comprometimento coronariano para o uso da droga. Caso contrário, há o risco de uma precipitação da queda de pressão e má circulação cerebral ou cardíaca, que pode trazer consequências graves, até fatais. É muito importante que esse tipo de medicamento seja utilizado com exclusiva orientação médica.

Recomenda-se que o paciente, antes de experimentar o uso do medicamento com uma parceira, faça testes sozinho, com doses pequenas e progressivas, e estímulos, como filmes ou revistas. Essa estratégia funciona muito bem porque assim ele não terá nenhuma forma de vigilância, o que permitirá um ajuste melhor do medicamento ao seu caso antes de partir para uma relação sexual completa.

Uma questão preocupante no caso dos vasodilatadores orais é o abuso na sua utilização, que pode provocar o priapismo, quando a ereção não se desfaz. Nesse caso, pode ser necessária uma medicação para liberar a ereção, ou uma pequena intervenção cirúrgica, para que o sangue não fique coagulado dentro do pênis, provocando ali uma lesão definitiva.

A alternativa aos medicamentos orais são os vasodilatadores locais, que devem ser injetados no pênis antes da relação sexual. Com eles, os riscos são bem menores, pois o medicamento é utilizado localmente, não circula por todo o organismo. Mas há o desconforto do método, que leva muitos homens resistirem a ele.

A colocação da prótese peniana é considerada a última alternativa para a disfunção erétil, quando o paciente não responde bem aos medicamentos ou a outras estratégias, como os aparelhos de sucção que insuflam o pênis. A prótese deve ser encarada como um recurso definitivo porque sua implantação destrói os corpos cavernosos do pênis. Assim, se antes da prótese o paciente tinha uma ereção que ainda poderia ser sustentada com o uso de medicação oral ou injetável, se optar por retirar a prótese ele irá se deparar com uma situação absolutamente pior. Não haverá ereção alguma.

Há próteses flexíveis e semiflexíveis e a escolha dependerá de cada caso. Mas o paciente deverá estar muito bem preparado para que não haja frustração após a sua colocação. É preciso lembrar ainda que a colocação de próteses penianas é uma cirurgia que envolve riscos, como qualquer outra. Um deles é o fournier, uma infecção do pênis ou da bolsa escrotal que provoca necrose e pode colocar a vida em risco. O fournier pode acontecer por causa de obesidade, má higiene ou glicose alta, mas também pelo procedimento cirúrgico para a colocação da prótese. Outra complicação possível é o peroni, uma fibrose em que o pênis fica completamente torto. Assim, além da dificuldade de ereção, há dor.

É muito importante perceber que, mesmo com uma prótese, o fator estresse terá uma importância muito grande no resultado final. Alguns pacientes que têm prótese peniana não conseguem melhorar sua vida sexual simplesmente porque estão estressados, enquanto outros, que não têm prótese, podem ter uma atividade sexual bastante satisfatória, apesar de não praticarem sexo com penetração.

A maior abertura sexual certamente tem ajudado muito nesse sentido, conduzindo a sexualidade de uma maneira a satisfazer a parceira ou o parceiro e diminuir a cobrança sobre o homem. Sexo implica admiração, excitação, fantasia e o componente psíquico é fundamental. Existe sexo sem coito e ele pode ser de qualidade bastante satisfatória para alguns casais.

É claro que, mesmo considerando o estresse, a boa investigação da disfunção erétil é fundamental, seja para pacientes com diabetes ou não. Quando a investigação é negligenciada, corre-se o grave risco de deixar de diagnosticar casos em que o paciente tem realmente um outro problema. E o fato de ele ter diabetes não exclui a possibilidade de uma outra doença que interfira na sexualidade.

DÚVIDAS FREQUENTES

Quem é o melhor profissional para cuidar do homem diabético com disfunção erétil?

O urologista será sempre o profissional certo para avaliar os casos de disfunção erétil e encontrar com o paciente a melhor solução, já que até mesmo a indicação de um hormônio poderá ser contraindicada se o homem com diabetes apresentar alguma alteração significativa na próstata. E apenas os urologistas fazem o exame da próstata.

O que é uma disfunção erétil transitória?

É uma disfunção que ocorre quando o paciente está muito descompensado e que desaparece à medida que ele se recupera metabolicamente. Em geral, são necessários pelo menos três meses para essa recuperação, que ocorre por meio de dieta, de atividade física e do fim do estresse. Quando o paciente começa a melhorar o seu desempenho geral, a função sexual também é recuperada.

O uso de medicamentos pode provocar disfunção erétil em pacientes diabéticos?

A disfunção erétil no diabetes pode acontecer em decorrência de outros problemas. Sim, há vários medicamentos que interferem na ereção. Os clássicos são alguns medicamentos para hipertensão arterial. Como são necessários, não devem ser interrompidos, mas podem ser substituídos, se for o caso — algo que deve ser avaliado por um cardiologista e um urologista. Remédios psiquiátricos também podem causar esse tipo de problema.

CAPÍTULO 23

O coração

As doenças cardiovasculares são a principal causa de morte nos países desenvolvidos. E, pelo menos nesse aspecto, o Brasil se equipara a eles. No nosso país, a maioria das mortes decorre de problemas cardíacos, que podem ter diversas causas. Existe a insuficiência cardíaca, que acontece quando o músculo do coração é afetado (as miocardiopatias); as valvulopatias, que atingem suas válvulas; as arritmias, doenças ligadas ao ritmo cardíaco; e as doenças coronarianas, que resultam da obstrução das artérias coronárias, que tem como resultado a angina e o infarto.

As doenças coronarianas são muito frequentes no universo de pacientes com diabetes do tipo II. Na verdade, elas representam a sua principal causa de morte. Em adultos com diabetes, a doença coronariana será não apenas mais comum, como mais grave, mais precoce e de pior resposta ao tratamento.

As artérias coronarianas são importantíssimas porque é nelas que se dá a primeira derivação do sangue oxigenado, logo após sair do coração. O próprio músculo cardíaco, que funciona como uma grande bomba propulsora de sangue, depende das artérias coronarianas porque são elas que vão nutri-lo, antes mesmo de levar o sangue para o restante do corpo. Sabemos que a alteração físico-química do sangue é causa comum de entupimento das coronárias no diabetes. Mas, além do açúcar e da gordura, uma série de outros produtos se aglutina nos vasos, fazendo com que haja um aprisionamento de substâncias que, em última análise, vão promover o entupimento.

Se a pressão sanguínea está aumentada, o que costuma acontecer em quem tem diabetes, o sangue passa pelas artérias num turbilhonar. Isso gera uma agressão, uma reação das células da própria artéria, que migram para o seu interior, provocando mais inflamação e obstrução. Quando esse processo acontece nas coronárias, dá-se o infarto do miocárdio e o coração perde força para bombear o sangue.

Para o entendimento das implicações da alteração físico-química do sangue na doença coronariana, os avanços das pesquisas sobre os processos orgânicos têm contribuído de forma significativa. Até há pouco tempo, por exemplo, acreditava-se que os ossos eram estruturas quase inertes. Hoje, sabe-se que eles guardam uma dinâmica muito intensa de reposição e retirada de cálcio, fósforo e proteínas. O mesmo acontece com o tecido gorduroso. O que antes era considerado apenas um depósito de energia, agora é visto como um palco de atuação dinâmica para inúmeros hormônios que interferem no cérebro, no intestino e no pâncreas.

As artérias merecem esse mesmo paralelo porque, a exemplo dos ossos, que podem ser mais ou menos resistentes de acordo com a sua dinâmica interna, elas podem ser mais ou menos suscetíveis ao entupimento de acordo com a dinâmica de suas gorduras, plaquetas e demais substâncias. Assim como os ossos, que podem tender ou não à osteoporose, as artérias podem tender a acumular "sujeiras" (placas de ateroma) ou a eliminá-las. É justamente por esse motivo que hoje se reforça tanto a necessidade do combate à obesidade, ao sedentarismo e ao tabagismo, hábitos que a princípio ajudam a "sujar" as artérias.

> A angiotomografia de coronárias é uma excelente ferramenta para avaliar obstruções das artérias coronarianas. O exame permite a perfeita visualização de placas de gordura ou cálcio no interior das veias e artérias do corpo.

Embora a existência de uma obstrução em uma artéria não signifique, necessariamente, que ela vá evoluir de forma negativa — já que as artérias têm sua própria dinâmica —, os maus hábitos de vida podem fazer toda a diferença, especialmente para quem tem diabetes.

A adoção de hábitos saudáveis, na verdade, será importante em qualquer fase da vida, até porque as pessoas que fazem uma ponte de safena ou outra intervenção cardíaca não estão livres de ter, em alguns anos, um novo entupimento. Mas, se isso acontecer, e elas estiverem com sua saúde muito bem controlada e fazendo uma atividade física aeróbica regular, há uma chance muito grande de o organismo abrir linhas alternativas de passagem do sangue, que é o que se chama de circulação colateral, já mencionada anteriormente. No sistema circulatório, a atividade física contribui para que o desenvolvimento de um entupimento nas artérias não seja definido apenas pela presença de placas em seu interior.

No caso de pessoas que não têm diabetes, mas que já estão no grupo de risco — têm diabetes na família, colesterol alto, fumam, estão estressadas, acima do peso e sedentárias —, o melhor conselho é não se limitar a uma simples dosagem de glicose em jejum, porque esse exame não será capaz de traduzir a sua real situação clínica no que diz respeito ao risco cardíaco e também ao diabetes, é claro.

Quando se realiza o exame de curva glicêmica com dosagem de insulina em indivíduos que tiveram doença cardíaca, sobretudo nos que estão abaixo de sessenta anos, com muita frequência encontram-se alterações da resposta do açúcar e da insulina que não poderiam ser reconhecidos no exame de açúcar em jejum de rotina. Nesses casos, infelizmente, o médico acaba sendo o goleiro que pula depois que o jogador já bateu o pênalti.

É preciso antecipar o tempo de intervenção do médico, para que ele não chegue atrasado ao tratamento.

Quanto aos marcadores laboratoriais para detectar o risco cardíaco, eles são muitos. A própria glicose, quando está no limite superior da normalidade, como a insulina de jejum acima de 13, é um marcador eficiente. A população em geral, e a que tem diabetes em especial, quando perde albumina (proteína circulante no organismo à qual a glicose se agrega) na urina, corre um risco maior de ter doenças no coração. Hoje, a proteína C reativa ultrassensível titulável, quando se eleva sem uma inflamação ou outra justificativa clínica, talvez seja o mais fidedigno marcador do risco cardíaco.

O aumento dos glóbulos brancos, o VHS, as enzimas do fígado, o fibrinogênio, a ferritina, a homocisteína, as gorduras no sangue (colesterol e triglicerídeos), as gorduras ligadas às proteínas, a prolactina, os fatores de coagulação, determinadas prostaglandinas, a agregação das plaquetas, a viscosidade ou osmolaridade do sangue, a hemoglobina glicosilada e a frutosamina são outros parâmetros úteis para avaliar o risco cardíaco do paciente.

Entretanto, além desses marcadores invisíveis, só denunciados pelo exame de sangue, o médico conta ainda com dados importantíssimos e de coleta muito simples, que são a história familiar e pessoal do paciente e o seu exame físico. Isso é muito importante porque nem todos os pacientes têm condições de fazer exames mais sofisticados, que, em geral, custam caro. E também porque, apesar de toda a tecnologia disponível, o médico não pode prescindir de examinar muito bem o seu paciente.

Se ele tem história familiar rica em doenças metabólicas e circulatórias, já se trata de um candidato às doenças cardíacas, embora exista a possibilidade de não ter herdado essa característica familiar. No entanto, as chances aumentam muito se, além de uma história familiar desfavorável, o paciente é obeso, hipertenso, sedentário, estressado, alimenta-se mal, fuma ou bebe demais.

Caberá então ao médico confirmar o quadro, verificando se as artérias do paciente estão endurecidas ou se sua elasticidade está diminuída. Na verdade, a simples medida de circunferência abdominal, de acordo com os parâmetros para homens e mulheres, pode adiantar se o paciente estiver sob risco cardíaco. O escurecimento das pregas do pescoço, cotovelo, joelhos e entre os dedos também é um sinal característico de metabolismo alterado dos carboidratos com excesso de insulina, que predispõe aos problemas no coração.

RISCO IMINENTE

A doença coronariana no diabetes é de fato uma questão muito grave e todo esforço deve ser feito no sentido de reconhecê-la precocemente, para que o paciente possa ter acesso ao tratamento adequado em tempo hábil. Muitas pessoas que tiveram morte súbita, ou infarto, tinham diabetes e não sabiam disso.

Um melhor entendimento dessa necessidade pode ocorrer por meio da diferença de aplicação da prevenção primária e da prevenção secundária no risco cardíaco. Em pessoas que não têm diabetes e que nunca tiveram infarto, faz-se a prevenção primária, combatendo os fatores de risco. Mas, quando a pessoa já infartou, deverá ser feita a prevenção secundária, que diminui o risco de um novo evento cardíaco, bem mais provável depois de o primeiro já ter ocorrido. Uma pessoa com diabetes, que não tem diagnóstico de doença coronariana ou angina, tem uma possibilidade de infarto igual à de uma pessoa que não tem diabetes que já teve um infarto. Então, quem tem diabetes sempre precisará fazer a prevenção secundária.

O mecanismo que resulta na doença coronariana acontece com muita frequência na fase silenciosa do diabetes, quando a pessoa está leve ou moderadamente obesa e começa a apresentar distúrbios de colesterol. Trata-se de um processo de longo prazo, o que justifica a discussão sobre os principais fatores responsáveis por um evento coronariano, quando ele acontece em alguém com diabetes.

Na população adulta com diabetes pode-se indicar o uso da aspirina infantil, medicação barata, efetiva e que, em larga escala, reduz sobremaneira o risco de agudização de uma doença coronariana antiga — a menos que haja contraindicação ao seu uso, que acontece com pessoas que tiveram hemorragias digestivas, úlceras, gastrites, doenças avançadas do fígado ou doenças da coagulação.

Na prevenção da doença coronariana, quanto maior o controle de seus fatores de risco, e sobretudo quanto mais rigor houver no controle da hipertensão arterial, melhor. Em um grupo que tem uma média de pressão abaixo de 12 por 8 sempre haverá menos doença coronariana. Por isso, é inaceitável que alguém negligencie o tratamento adequado da pressão arterial com a justificativa de que "é idoso e, com idosos, isso é normal", ou por se tratar de uma "hipertensão leve". Um evento cardíaco vai impactar não apenas uma vida, mas uma constelação de vidas. Toda pessoa faz parte de uma cascata de relacionamentos afetivos e é impossível medir o impacto do sofrimento causado por uma morte.

Quanto mais baixo o nível de colesterol LDL, o ruim, melhor. Antigamente se trabalhava com o limite de 160 mg/dL, depois caiu para 130 mg/dL, agora para 70 mg/dL e já há trabalhos mostrando que, progressivamente, quanto mais baixo o LDL, mais garantias de saúde para o coração. Já o colesterol bom, o HDL, que é mais difícil de controlar com medidas farmacológicas ou não, o ideal é que esteja acima de 40, 45 mg/dL nos homens e acima de 50 mg/dL nas mulheres. E a cada ponto que sobe, reduz-se o risco cardíaco em três vezes.

Esse dado é importante, pois algumas pessoas têm um HDL muito baixo, em torno de 30 mg/dL, e não se preocupam com isso. O HDL é um grande aliado da saúde do coração.

DÚVIDAS FREQUENTES

O que pessoas com diabetes devem controlar, além da glicemia, para proteger o coração?

Controlar a pressão arterial é fundamental para evitar infartos. Muitos pacientes não mantêm um controle rigoroso da glicose, e, frequentemente, a hipertensão também permanece malcontrolada. Esses são os principais fatores de risco cardíaco.

Qual a melhor forma de prevenir as doenças coronarianas?

Adotar hábitos saudáveis, especialmente manter uma alimentação equilibrada e praticar atividade física regularmente, pode ter efeitos extraordinários na prevenção das doenças coronarianas, diminuindo e, em alguns casos, até eliminando a necessidade do uso de medicamentos específicos para o coração. Sabe-se hoje que algumas drogas desse tipo têm uma interferência negativa no controle do diabetes, seja aumentando os níveis da glicose ou impedindo a detecção da hipoglicemia.

Por que a presença de albumina na urina é um indicador de risco cardíaco?

A albumina é uma proteína encontrada no nosso corpo e também em alguns alimentos. O rim saudável não deixa passar proteínas para a urina, e quando isso acontece, significa que os capilares já estão lesionados, o que tem reflexos em toda a circulação do corpo e pode sugerir que outros vasos de outros órgãos estejam comprometidos também. Se o rim se deteriora, ainda que de forma lenta, a pessoa fica hipertensa, o que é um fator forte de risco cardíaco. Por isso, quem tem diabetes deve monitorar a perda de albumina pela urina (microalbuminúria) ou relação albumina/creatinina anualmente.

CAPÍTULO 24

Os rins

Considero o estudo da função renal uma das áreas mais fascinantes da ciência médica. Mais da metade do nosso peso corporal provém da água e essa deve conter sais minerais em proporções adequadas, semelhantes à água do mar, onde viviam as espécies que nos deram origem, há milhões de anos. São os rins que cumprem o papel de regular o volume e a composição dos líquidos do nosso organismo.

A função renal assemelha-se ao mecanismo simples de um coador de café. Este tem por finalidade deixar passar as moléculas pequenas, que conferem o aroma e o sabor da bebida, e reter as moléculas maiores, que são a borra do café. Da mesma forma, o rim, ao filtrar o sangue, deve reter as moléculas maiores, que são as proteínas de que o corpo necessita, e deixar passar as moléculas menores, para que sejam eliminadas na urina.

Há toda uma beleza na dinâmica do funcionamento dos rins, que produzem efeitos em todo o organismo. Por isso, o prejuízo à saúde é sempre muito grande quando eles perdem a sua plena capacidade. A primeira função que se perde é a de eliminar substâncias como a ureia, a creatinina e o ácido úrico, que são subprodutos tóxicos do metabolismo das proteínas. Quando os rins deixam de eliminar essas substâncias, o organismo acaba se intoxicando.

Outra questão é a capacidade de manter o volume adequado de líquidos. Retendo mais líquidos do que deveria, os rins comprometidos podem propiciar a intoxicação hídrica. Dá-se, então, uma sobrecarga de volume de líquidos circulante, fazendo com que o coração tenha de trabalhar em regime de sobrecarga. Além disso, acontece na insuficiência renal uma retenção de potássio, mineral que, quando aumentado, pode levar a uma arritmia cardíaca. É função primordial dos rins ajustar os níveis tanto de potássio quanto de sódio no sangue.

Outra consequência do comprometimento renal é a perda das proteínas, que são substrato para quase tudo no organismo. São as proteínas que formam os anticorpos, o colágeno que compõe os tecidos, os órgãos, os vasos sanguíneos. Os hormônios são proteínas e o DNA nada mais é do que uma proteína de grande dimensão que reproduz sequências de informações dos genes para a transcrição e a produção de novas proteínas.

É claro que a perda de proteínas pela urina, chamada de proteinúria, tem repercussões muito importantes sobre a saúde. Por si só, a proteinúria é um marcador de risco direto de infarto, de doença coronariana, de angina, assim como está frequentemente associada à hipertensão arterial. As proteínas exercem ainda a função primordial de manter os líquidos dentro dos vasos (pressão oncótica), porque possuem propriedade hidrofílica, ou seja, agregam água ao seu redor. Por isso, os edemas são uma consequência comum dos problemas renais, já que os líquidos dos vasos, quando não há proteínas suficientes para retê-los, escapam para o interstício, um espaço que não está nem dentro das células nem dos vasos sanguíneos.

Em casos avançados de edema, os líquidos transpassam para as membranas que temos aderidas aos órgãos como o pulmão, o coração e o abdome. Em alguns casos, surgem bolhas de água no globo ocular. Os líquidos tendem também a se depositar nas áreas de declive do corpo, inchando as pernas e o dorso, quando o paciente está acamado.

Um outro problema é que o rim, quando comprometido, deixa de produzir substâncias muito importantes. Uma delas é a eritropoetina, hormônio responsável pelo estímulo à produção de glóbulos vermelhos. Por isso, muitos pacientes renais tornam-se anêmicos.

A renina é mais uma substância cuja produção é comprometida com o agravamento da disfunção renal. Ela está intrinsecamente relacionada com o coração, porque sua principal função é atuar na cascata de eventos que eleva a pressão arterial. A renina tanto provoca o angioespasmo (estreitamento dos vasos sanguíneos) quanto estimula a aldosterona, hormônio que retém sal e água no sangue, aumentando, com isso, o volume de líquidos circulantes. O problema é que a produção da renina é ativada quando chega pouco sangue aos rins, detonando um processo perverso: mais renina provoca mais angioespasmo, mais isquemia renal, mais aldosterona e maior volume de líquidos, o que sobrecarrega e enfraquece o coração.

A insuficiência renal leva ainda a uma dificuldade de controle da glicemia. O rim produz um aminoácido essencial, a alamina, que tem como função fazer a gliconeogênese (produção de glicose a partir de aminoácidos, que são fontes proteicas). Por meio desse mecanismo, o organismo evita a hipoglicemia. Se o paciente deixa de produzir a alamina, pela falência dos rins, ele aumenta ainda mais a sua instabilidade metabólica. E tem mais: para ter um bom equilíbrio de glicose, o paciente não pode estar muito gordo, nem muito magro. Na insuficiência renal, a intoxicação dos produtos que deixam de ser eliminados causa a inapetência. Sem alimento, o organismo queima não apenas o glicogênio, mas também as gorduras e os músculos. Até os ossos podem ficar descalcificados. Sem reservatório energético, torna-se impossível controlar a glicemia.

A disfunção renal acontece a partir do comprometimento do novelo de vasos capilares que existe em cada rim. Quando o órgão está saudável, é nesse novelo de capilares que o sangue penetra para que a eliminação de substâncias nocivas e a retenção das proteínas sejam feitas. Mas, quando esses capilares estão lesionados, nem a filtração nem a retenção das proteínas ocorrem de modo adequado, comprometendo o funcionamento adequado dos rins. O que acontece nos capilares renais é semelhante ao que ocorre quando arranhamos a pele: a linfa, que é o líquido claro que sai do ferimento, é rica em proteínas.

A lesão renal gera muito sofrimento e considero-a a mais dramática entre todas as complicações do diabetes. Enquanto o paciente que sofre perda parcial da visão ou perde uma perna tem condições de continuar levando a vida, apesar das limitações, o paciente que perde a função renal ficará muito mais comprometido, pois diversas funções orgânicas ficam debilitadas. O coração, o fígado e o cérebro passam a funcionar mal. O paciente fica catabólico, inapetente, confuso e com náuseas. Pode ocorrer comprometimento dos nervos das pernas, pois há associação da lesão renal com a neuropatia. Em geral, os pacientes que evoluem para uma insuficiência renal terminal tornam-se incapazes de autogerenciar suas vidas, sobretudo quando perdem a capacidade visual.

É claro que os quadros mais dramáticos de comprometimento renal estão relacionados com baixo nível de cuidado e de suporte. Quando bem tratados, pacientes renais conseguem minimizar ou até reverter a anemia (utilizando eritropoetina injetável) e, com uma alimentação especial, podem melhorar sua qualidade de vida.

Outro detalhe importante é que nem sempre a lesão renal é consequência direta do diabetes e, por isso, uma boa investigação sempre será necessária. Uma questão que diferencia uma lesão renal do diabetes de uma lesão renal da hipertensão, por exemplo, ou de uma atrofia renal por obstrução da artéria renal, é que no diabetes o rim fica de tamanho aumentado ou normal, porque a infiltração de proteínas aumenta o seu volume. Já quando há uma isquemia, ou má circulação, o rim atrofia, diminui de tamanho. Esse é um dado que uma simples ultrassonografia pode demonstrar.

OS TESTES IMPRESCINDÍVEIS

Quando se tem diabetes, a visão embaçada é um sinal de alerta imediato. O medo da cegueira faz com que o paciente procure logo o tratamento. A partir desse primeiro sinal, que nem sempre é indicativo de uma lesão, como vimos, o paciente vai criar uma rotina de cuidados com os olhos, fazendo as necessárias avaliações periódicas de sua visão.

A questão circulatória também chama muito a atenção do paciente com diabetes e, além disso, conta com um diagnóstico relativamente simples. Um rápido apalpar dos pés já fornece uma ideia satisfatória das condições do paciente. Em geral, se há obstrução da circulação da perna, o médico já suspeita de comprometimento na circulação do organismo do paciente como um todo. Com os rins, infelizmente, a história é outra. Os pacientes costumam dosar a ureia, a creatinina e os elementos anormais na urina (EAS). Mas esses exames, ainda que já exista uma lesão nos rins, por muito tempo terão resultados absolutamente normais, dando a impressão de que o rim está em bom funcionamento. Isso acontece porque na fase inicial do diabetes há uma aceleração do fluxo sanguíneo que faz com que a filtração seja aumentada. No entanto, o hiperfluxo do sangue causa um trauma que prejudica toda a porosidade dos rins, dando início às lesões.

Esse fato pode resultar na perda de meses, às vezes anos, de tratamento. Se a alteração renal fosse identificada logo no início, seria possível evitar o desenvolvimento de uma lesão mais avançada, que compromete de forma acentuada a qualidade de vida e a sobrevida do indivíduo. Quando o problema é detectado no início, os resultados do tratamento são muito mais favoráveis, podendo estabilizar e até mesmo reverter as lesões renais.

Felizmente, há uma maneira bastante simples de verificar o comprometimento dos rins. Trata-se do exame de fundo de olho, que toda pessoa com diabetes tem de fazer periodicamente com seu oftalmologista, como já vimos.

Na verdade, quando se tem diabetes, a pessoa não enfrenta apenas um problema, como costuma ocorrer com quem não tem a doença. A lesão é sempre mais extensa, não atinge um único segmento do corpo, mas vários. Assim, as lesões circulatórias no diabetes, sejam elas macroarteriais (nas artérias de médio calibre) ou microarteriais (nos capilares), devem ser muito bem investigadas.

É importantíssimo investigar o rim de todo paciente que apresenta uma lesão no olho. E se o paciente tem uma lesão renal com proteinúria, é preciso saber que ele estará mais predisposto às doenças coronarianas e às lesões nas pernas e no cérebro, que são macroarteriais. Exames específicos frequentemente revelam que, de forma muitas vezes silenciosa, o paciente com diabetes é sempre um doente multiarterial.

Há vários exames específicos para pesquisar a função dos rins, após constatada uma lesão na retina do paciente. Deve-se fazer o *clearance* de creatinina (em que se verifica a taxa de filtração renal), a dosagem apenas da albumina na urina (microalbuminúria) e a dosagem urinária de todas as proteínas, incluindo a albumina, que é a proteinúria total.

O *clearance* de creatinina é feito a partir de uma coleta de urina de 24 horas do paciente. Pela quantidade de creatinina encontrada, derivada da quantidade de creatinina que há no sangue, calcula-se com facilidade a capacidade da filtração renal. Para uma função satisfatória, os rins devem filtrar entre 70 e 140 mL/min.

Quando os rins funcionam normalmente, a perda de albumina na urina coletada durante 24 horas não ultrapassa 20 mg. Entre 20 e 200 mg/24 h, considera-se que já há uma perda anormal, que é caracterizada como microalbuminúria. Nessa faixa, os resultados da intervenção são muito mais favoráveis, podendo estabilizar e até mesmo reverter as lesões. Entretanto, deve-se repetir sempre os exames, para confirmar o resultado.

Com isso, a medicação nefroprotetora pode ser iniciada rapidamente, quando há necessidade. Atualmente, há uma tendência a simplificar a coleta de urina durante 24 horas, para dar mais conforto ao paciente. Há tentativas de fazer exames de urina em menor período, ou em uma única micção. Mas, na prática clínica, essas variações estão causando muita confusão, o que acaba se refletindo no resultado do exame. Por isso, apesar do desconforto, o exame de 24 horas ainda é a melhor opção. Em alguns lugares, verifica-se a taxa de filtração dos rins utilizando outras substâncias, mas a creatinina funciona muito bem para essa finalidade.

Quando a taxa de filtração renal começa a cair, é preciso prestar muita atenção à velocidade da queda, pois esse é um fator decisivo para a indicação da diálise. Se um paciente está com uma taxa de filtração de 60% (mL/min), e o esperado é que perca dez pontos dessa capacidade por ano, em cinco anos ele precisará fazer diálise, porque sua taxa chegará a apenas 10%.

Mas, se o paciente faz um tratamento muito rigoroso, essa taxa de queda pode cair para até quatro pontos por ano. Com isso, ele entraria em diálise dentro de 12 anos.

Embora as regras matemáticas não se apliquem com exatidão na medicina, podemos dizer que, ao se começar o tratamento com uma taxa de filtração renal de 60%, por exemplo, pode-se aumentar muito o tempo de vida funcional do rim. Num conjunto de pacientes, é possível adiar ou diminuir de forma significativa a necessidade de diálise com um tratamento precoce e bem-feito.

Quando é impossível conter a queda da faixa de filtração renal, e a creatinina no sangue sobe a níveis perigosos, será o momento de começar a preparar o paciente para uma diálise. Não é um processo simples nem confortável. Muitas vezes, o paciente tem de cauterizar a retina, fazendo várias sessões de terapia a *laser*, para evitar hemorragia no olho, porque o sistema de diálise utiliza anticoagulantes. Há também implicações no uso de certos medicamentos, sendo necessário associar alguns e evitar outros. O paciente que vai fazer diálise não pode estar tomando remédios para gripe que contenham vasoconstritores ou adrenalina. Para eles, um simples antigripal pode corresponder a uma crise hipertensiva, uma arritmia cardíaca, com consequências desastrosas.

Na verdade, poucos procedimentos são tão difíceis e sacrificantes como a diálise e, por isso, essa terapia com muita frequência causa depressão, pelo inconformismo, pelo sofrimento, além do fato de alguns pacientes não a aceitarem de modo algum. Essa negação é sempre uma situação muito difícil para os familiares e também para os médicos.

Certamente a diálise salva vidas. Mas, além de todo o desconforto físico e emocional, a terapia não resolve completamente o problema do paciente. É claro que é importante eliminar as substâncias tóxicas do sangue, mas há muitas outras questões envolvidas na disfunção renal que as máquinas não resolvem de forma adequada, como o desequilíbrio dos sais minerais, além da questão da vitamina D, cuja ação é potencializada pelos rins.

Os transplantes são a alternativa à diálise e, de fato, o transplante renal é uma técnica já dominada. Mas, além das filas, que podem implicar anos de espera, o paciente precisará submeter-se a uma operação complexa e de grande porte, e pelo restante da vida terá de tomar drogas que reduzem a imunidade para evitar a rejeição do rim transplantado.

Já se fazem transplantes combinados de rim e pâncreas, mas nesses os problemas são ainda maiores. Em primeiro lugar, porque a conservação do pâncreas não é igual à do rim. Por possuir enzimas altamente corrosivas, o pâncreas tem a sua conservação prejudicada. Qualquer deslize, um pequeno corte ou uma agulha mais grossa podem fazer com que as enzimas do pâncreas corroam o próprio órgão. Além disso, a coleta do pâncreas é mais complexa e o tempo operatório desse transplante combinado se alonga demais. E são poucos os especialistas que dominam a técnica.

É claro que todos os esforços devem ser feitos com o paciente renal crônico e, felizmente, os sistemas de diálise melhoraram bastante nos últimos anos, graças ao avanço da engenharia médica. Já existe, além de outras tecnologias, a possibilidade de realizar a CAPD, uma técnica de diálise peritonial ambulatorial na qual se introduz um líquido na cavidade abdominal do paciente com a finalidade de retirar as substâncias tóxicas do sangue, por meio da troca por diferença de gradiente dos solutos. Esse líquido pode ser retirado algumas vezes ao dia por meio de um sistema de sifão.

DÚVIDAS FREQUENTES

Por que alguns pacientes renais com diabetes passam a precisar de menos insulina?

Os rins fabricam uma substância importante chamada insulinase, que inativa a insulina. Por essa razão, algumas pessoas com diabetes acabam precisando de menos insulina quando acontece a piora do comprometimento renal. Embora esse fato leve o paciente a pensar que está melhorando, a verdade não é essa.

Pacientes renais devem ser acompanhados por nutricionistas?

Sim. A orientação nutricional é de extrema importância para esses pacientes, pois, apesar da perda de proteínas, o consumo elevado delas pode agravar o estado clínico do paciente renal. Na verdade, a dieta do paciente renal terá uma série de particularidades com relação à restrição de sal, algumas vezes, restrição de líquidos, produtos que não podem ter alta concentração de potássio, além do tipo e da quantidade de proteínas permitidas.

Por que o exame de fundo de olho também é importante para verificar as condições dos rins dos pacientes com diabetes?

Além de verificar as condições da visão, o exame de fundo de olho traz o benefício adicional de verificar as condições dos rins, porque os capilares renais guardam grande correspondência com os capilares da retina. Essa é, portanto, uma recomendação básica: todo paciente com diabetes deve fazer regularmente o exame de fundo de olho e, constatada alguma alteração, fazer os exames específicos para averiguar a capacidade funcional dos rins. Infelizmente, isso nem sempre acontece e ainda é possível encontrar em nosso país pacientes de diabetes com lesões graves nos rins que nunca fizeram um exame de fundo de olho. Ou, ainda, pacientes com lesões importantes na retina, que fazem *laser*, mas nunca fizeram uma avaliação renal completa.

CAPÍTULO 25

A gravidez

Durante muito tempo, a gravidez foi contraindicada para as mulheres com diabetes. Hoje, com o conhecimento mais aprofundado dos mecanismos da doença, esse conceito foi completamente modificado. Mulheres com diabetes podem engravidar, desde que sejam muito bem-informadas sobre o impacto da gravidez no seu organismo e compreendam a necessidade de um esforço redobrado no que diz respeito ao controle da doença.

A questão fundamental da gravidez é que ela por si só representa um estresse para o organismo feminino. No que diz respeito aos hormônios, à medida que o bebê se desenvolve, vários deles são liberados no organismo da grávida, principalmente o lactogênio placentário. Como já vimos, quase todos os hormônios aumentam a glicemia, enquanto apenas a insulina tem o papel de reduzi-la.

Quando já se conta com uma condição metabólica negativa, como no caso da mulher com diabetes, será preciso compensar essa deficiência com um controle rigoroso da glicose, para evitar a sua elevação, que representa grandes riscos para o bebê, principalmente. Para as mulheres, o que pode acontecer é um agravamento das complicações, quando elas existem. Uma hipertensão ou uma lesão nos rins ou na retina podem piorar.

Contudo, geralmente o quadro volta ao patamar anterior depois do nascimento do bebê. Em mulheres que não têm complicações, mas glicemia alta, haverá maior passagem de glicose para o bebê, que, por sua vez, produzirá uma quantidade maior de insulina. Esse é o maior fator de crescimento do feto, depois do determinante genético. Assim, o bebê será grande para a idade gestacional. Já em mulheres que apresentam um certo nível de complicações do diabetes, seu sangue não passará adequadamente para a placenta e, com isso, os nutrientes não chegam ao bebê, afetando o seu desenvolvimento. Nos dois casos — fetos muito grandes e muito pequenos — existe um risco maior de morte e complicações para o bebê, como traumas de parto, síndrome da angústia respiratória, icterícia neonatal, hipoglicemia neonatal, entre outros.

Segundo estatísticas, se a gestante tiver um açúcar muito bem controlado, com média abaixo de 90 mg/dL, o bebê vai ter um risco de óbito perinatal de mais ou menos 4%, parecido com os 3% da população que não tem diabetes. Quando a média da glicose fica entre 100 e 170 mg/dL, o risco sobe para 14%. E quando está acima de 170 mg/dL, o risco vai para 24%. Como se vê, uma em cada quatro gestações pode acabar em morte do bebê por causa da falta de controle da glicose.

Raramente a gravidez é contraindicada para mulheres com diabetes, a não ser naquelas que têm complicações em estágios muito avançados, sobretudo renais e cardíacas. Quando essas complicações não existem ou são incipientes, não há um sofrimento significativo para a mulher.

Numa situação ideal, as mulheres com diabetes devem programar a sua gravidez. Em cerca de três meses, o médico teria tempo de preparar adequadamente aquele organismo para a concepção, equilibrando seu metabolismo e sua imunidade, o que diminuiria muito os riscos, inclusive a má-formação do feto, cuja embriogênese se dá durante o primeiro trimestre. Mas, na maioria das vezes, as mulheres com diabetes não programam a gravidez, infelizmente.

A gestante com diabetes pode esperar por certos sacrifícios. As visitas ao médico deverão ser semanais. O controle da glicose deverá se intensificar para uma forma obsessiva, com várias glicemias capilares e aplicações de insulina ao dia. Por isso, a bomba de insulina pode ser recomendada para as mulheres com diabetes que engravidam.

Entre as situações que cabe evitar está a hipoglicemia do bebê no momento do seu nascimento, o que vai exigir cuidados médicos imediatos. Isso acontece quando a gestante fica com a glicose muito alta, sobretudo no final da gravidez. Para compensar a situação, o pâncreas do bebê passa a produzir mais insulina, o que se torna um problema quando ele nasce e deixa de receber a glicose da mãe. Sobre os medos da grávida com diabetes pesa ainda a crença de que seus filhos também tenham a doença, o que é não é verdade. O diabetes tipo I não é hereditário, como vimos. O que vai acontecer é que o bebê terá uma chance aumentada de desenvolver o diabetes tipo II após os quarenta anos de idade, sobretudo se houver obesidade associada. Infelizmente, esses mitos têm feito com que algumas mulheres com diabetes abram mão da maternidade, o que considero um grande equívoco. Há muitas mulheres com diabetes que conseguem ter filhos de forma saudável. Basta que se proponham seriamente a isso.

Tenho uma paciente com diabetes tipo I que é médica e enfrentou toda espécie de terrorismo quando decidiu engravidar, até mesmo por parte de amigas também médicas, que não compreendiam como ela poderia querer se expor àquele “risco”. No entanto, tudo correu tão bem que essa paciente hoje tem dois filhos.

O DIABETES GESTACIONAL

A gravidez é um estado diabetogênico, por isso algumas mulheres desenvolvem o diabetes gestacional, uma forma de diabetes, geralmente do tipo II. Há casos, embora mais raros, de mulheres que têm diabetes tipo I subclínica que eclode em função do estresse que a gestação representa para o organismo. A dosagem dos anticorpos contra o pâncreas, presentes nesse tipo de diabetes, pode comprovar essa condição. Por isso, é fundamental rastrear com muito rigor a elevação da glicose na gravidez, já que ela acarreta os mesmos riscos enfrentados por mulheres que já têm diabetes ao engravidar.

Em geral, a gestante apresenta a glicose baixa pela manhã, em torno de 60 mg/dL, porque durante à noite o bebê está absorvendo a glicose. O que acontece é que não se dá o devido valor a uma glicose acima de 90 mg/dL, quando já seria necessário fazer um teste de sobrecarga de glicose, visto que o jejum falseia muito os resultados. O ideal em gestantes é fazer testes pós-alimentação ou administração oral de açúcar. E por volta da 28ª semana de gestação ela deve fazer mais um teste de sobrecarga, colocando como ponto de corte a taxa de 153 mg/dL de glicose uma hora depois da ingestão de açúcar.

Principalmente nas mulheres que possuem fatores de risco para o diabetes (as que têm mais de 35 anos, história familiar da doença, perdas fetais anteriores sem causa definida, tiveram bebês com mais de quatro quilos ou eclâmpsia numa gravidez anterior), é preciso uma atenção redobrada no que diz respeito à diabetes gestacional. O mesmo vale para as gestantes que estão ganhando muito peso ou se tornam hipertensas.

Com uma frequência maior do que se gostaria o diabetes é diagnosticado tardiamente na gravidez – ou nem chega a ser diagnosticado –, já que, nesse período, há outras questões consideradas mais urgentes, como a hipertensão. De qualquer forma, é preciso ter um olhar cuidadoso para essa questão, até porque a intervenção tem de ser muito rápida nesses casos. É preciso controlar imediatamente a glicose porque, caso contrário, o espaço de manobra do médico fica muito restrito, por causa da brevidade da gravidez.

Infelizmente, os partos programados continuam comuns, e não apenas nos casos de gestantes com diabetes. Talvez seja por isso que a medicina tenha investido tanto nas UTIs neonatais. No entanto, a verdade é que, se a precipitação do parto resolve um problema operacional do profissional ou da gestante, sujeita o bebê a problemas muito graves, como lesões cerebrais, infecções, defasagem no desenvolvimento, entre outros. Além dos riscos, bebês prematuros terão sempre mais dificuldade de mamar, o que é grave. O aleitamento materno é importantíssimo, e todas as mulheres, inclusive as que têm diabetes, devem amamentar.

Hoje, existem diversos recursos que podem e devem ser utilizados para evitar a precipitação do parto, quando não é absolutamente necessária. O ultrassom morfológico e funcional, que avalia o bem-estar fetal, a cardiotocografia, que dá um prognóstico de possibilidade de morte intrauterina, uma série de dosagens de hormônios, dados clínicos e várias informações permitem levar a gravidez a termo, monitorando a mãe e o bebê.

O parto vaginal apresenta várias vantagens em relação à cesariana e o diabetes, por si só, não deve ser um empecilho para que o bebê usufrua desses benefícios. Apenas no parto vaginal o recém-nascido recebe estímulos cutâneos que induzem a respiração, contribuindo assim para uma adequada oxigenação cerebral. Todos os esforços devem ser feitos para que as regras da natureza sejam respeitadas, para que o bebê venha ao mundo quando estiver de fato preparado para isso, quando seu cérebro, seus pulmões e todo o seu organismo estiverem maduros.

As estatísticas mostram que as mortes e as complicações são maiores nos partos cesáreos e prematuros do que nos partos vaginais e a termo. E quando se acompanham crianças de mães com diabetes que nasceram prematuramente, constata-se que um número elevado delas tem um QI mais baixo, o que também é constatado em filhos de mulheres com diabetes que não têm um bom controle da glicose durante a gestação.

Para que todos os problemas que envolvem uma gravidez com diabetes possam ser evitados, é fundamental encará-la não como um risco, o que significa uma ameaça, mas sim como um período que merece cuidados e atenção redobrada. Por isso, prefiro falar em "gravidez responsável", o que remete à necessária programação da gravidez. É essa a postura mais válida, a que impedirá que o médico intervenha tardiamente, quando muitos problemas já não poderão mais ser evitados.

DÚVIDAS FREQUENTES

Mulheres com diabetes devem engravidar cedo?

Essa é uma das recomendações comuns para as mulheres com diabetes, no passado. A justificativa era que quanto mais tempo de doença, maior seria o risco. Hoje, essa recomendação tem um valor relativo e uma paciente muito bem controlada pode ter seus filhos no momento de vida que lhe for mais conveniente.

O diabetes gestacional implica no diabetes de fato?

Não, o diabetes na gestação pode ocorrer apenas durante a gravidez. Na verdade, é o que acontece com mais frequência. Mas, nesses casos, como a mulher já demonstrou uma fragilidade na área metabólica, ela certamente se mostra mais propensa a se tornar uma pessoa com diabetes no futuro. E, numa gravidez subsequente, a probabilidade de essa mulher apresentar diabetes gestacional mais uma vez será altíssima.

É importante antecipar o parto da gestante com diabetes?

Em função dos riscos, há uma tendência de antecipar o parto de mulheres com diabetes, seja a gestacional ou nos casos em que a mulher já tem a doença. Considera-se que, diante de um risco aumentado de morte fetal, pode ser mais seguro antecipar o parto, fazendo com que o bebê nasça antes do tempo previsto. Mas, com isso, aumenta-se muito o risco de o bebê ter problemas. É claro que em alguns casos essa é a melhor alternativa, mas o fato real é que esse procedimento quase se transformou em uma regra, quando não deveria ser assim.

CONCLUSÃO

O diabetes é uma doença séria, e quem recebe esse diagnóstico precisa realmente se cuidar e aprender a lidar com números, para que tenha qualidade de vida. Recentemente, atendi uma paciente que não sentia nada, mas estava com uma média de 130 de glicose, o que é muito, mas ela parecia não ter conhecimento de que aquela era uma taxa alta. Ela estava fazendo cinco testes de glicose por mês, quando deveria estar fazendo pelo menos dois testes por dia, pelo menos até acertar o tratamento. Ela também estava assustada, pois uma parente próxima havia morrido em decorrência do diabetes, e deveria estar recebendo um acompanhamento psicológico por isso, o que certamente faria muito bem ao seu estado geral.

O que quero dizer é que a tecnologia melhorou muito as condições de tratamento de quem tem diabetes, mas a negligência com o tratamento continua a ser muito comum. Atualmente, temos novos medicamentos muito mais eficazes, a cegueira não é mais um grande fantasma para quem tem diabetes, e, mesmo a diálise, apesar de ainda ser uma terapia sacrificante, está bem menos complicada do que há alguns anos. Mas o que todos nós queremos é não precisar usar remédios nos olhos ou ir para uma sala de diálise.

Não existe, e provavelmente tão cedo não existirá, uma cura para o diabetes, portanto, todos os esforços para evitar a doença e suas complicações precisam ser feitos. É importantíssimo para o bom controle do diabetes manter uma alimentação adequada e praticar atividade física. Quanto aos medicamentos, é essencial tomá-los corretamente, independentemente da quantidade. Nem sempre se acerta no remédio da primeira vez, muitas vezes será preciso trocá-los, aumentar a dose, associá-los. O que não pode acontecer é o que chamamos de retardo de ação, quando se perdeu uma janela de oportunidade para cuidar bem da saúde do paciente.

Alguns pacientes atualmente já contam com boa informação sobre sua doença, são atuantes, cuidam-se bem, mas a grande maioria deles poderia estar melhor. A evolução do tratamento do diabetes está muito dinâmica atualmente, com novos medicamentos surgindo a cada dia. No entanto, infelizmente, muitas pessoas nem sabem que o remédio que estão comprando já está sendo distribuído gratuitamente pelo governo.

É preciso se cuidar e procurar o melhor tratamento, pois o diabetes não tem cura. Então, cabe ao paciente começar o quanto antes a se cuidar, dessa forma ele evitará muito sofrimento. O diabetes deve ser encarado de maneira séria e realista, embora sem ansiedade ou estresse.

Infelizmente, não existe uma política de investimentos em saúde em nosso país que esteja à altura do número de pacientes com diabetes. Imensas quantias são gastas para intervir no agravamento de doenças que poderiam ser facilmente evitadas com estratégias simples.

O ideal seria um trabalho sério voltado à prevenção do diabetes, à sua identificação precoce e ao tratamento adequado, o que poderia resultar em até 50% de chances de remissão e em uma redução drástica das complicações. No entanto, se até mesmo quem está no topo da pirâmide social enfrenta dificuldades para arcar com os custos e cuidados que a doença exige, o que dizer daqueles que não têm recursos?

Por isso, é tão bem-vinda a possibilidade que temos hoje de prevenir não o diabetes em si, mas o pré-diabetes, por meio de métodos simples. A prevenção é sempre a chave para uma vida saudável e com o diabetes não é diferente. O controle da glicose, uma alimentação adequada e a prática regular de atividade física são, hoje, o melhor caminho para uma vida longa e feliz.

Este livro foi composto na tipografia Sabon LT Pro,
em corpo 11,5/16, e impresso em
papel off-white no Sistema Cameron da
Divisão Gráfica da Distribuidora Record.